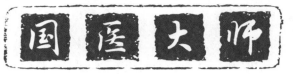

# 专科专病用方经验（第2辑）

## ——心肺脑病分册

主 编 蔡铁如 宁泽璞 王利广

U0335457

中国中医药出版社

·北 京·

**图书在版编目（CIP）数据**

国医大师专科专病用方经验 . 第 2 辑 . 心肺脑病分册 / 蔡铁如，
宁泽璞，王利广主编 . —北京：中国中医药出版社，2018.1（2021.3重印）

ISBN 978 - 7 - 5132 - 4418 - 3

Ⅰ . ①国… Ⅱ . ①蔡… ②宁… ③王… Ⅲ . ①心脏血管疾
病—验方—汇编 ②肺病（中医）—验方—汇编 ③脑血管疾
病—验方—汇编 Ⅳ . ① R289.5

中国版本图书馆 CIP 数据核字（2017）第 219685 号

**中国中医药出版社出版**

北京经济技术开发区科创十三街 31 号院二区 8 号楼

邮政编码 100176

传真 010-64405721

河北仁润印刷有限公司印刷

各地新华书店经销

开本 880×1230 1/32 印张 9.5 彩插 0.25 字数 226 千字

2018 年 1 月第 1 版 2021 年 3 月第 2 次印刷

书号 ISBN 978 - 7 - 5132 - 4418 - 3

定价 38.00 元

网址 www.cptcm.com

社 长 热 线 010-64405720

购 书 热 线 010-89535836

维 权 打 假 010-64405753

微信服务号 zgzyycbs

微商城网址 https://kdt.im/LIdUGr

官 方 微 博 http://e.weibo.com/cptcm

天猫旗舰店网址 https://zgzyycbs.tmall.com

如有印装质量问题请与本社出版部联系（010-64405510）

# 国医大师专科专病用方经验（第2辑）
## ——心肺脑病分册

# 编 委 会

**主　编**　蔡铁如　宁泽璞　王利广

**副主编**　颜学桔　赵瑞成　曾陈芳

**编　委**（按姓氏笔画排列）

王启明　成笑楠　刘峥嵘　江永忠

李容念　张　稳　张如才　赵文博

赵瑞成　彭　波　曾陈芳　颜学桔

国医大师
专科专病用方经验

九九叟朱良春题

乙未春

国医大师朱良春教授题

辑名家经验
传大师精华

为《国医大师专科专病用方经验》出版题

刘祖贻 乙未年七月

国医大师刘祖贻研究员题

# 前　言

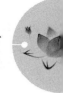

　　名老中医是中医药事业特有的智能资源，是维系中医药传承发展的中坚力量，而国医大师是名老中医的优秀代表。他们医德高尚、学术造诣精湛、实践经验丰富，代表着当代中医学术和临床发展的最高水平，是中医药学术的集中体现，是中医学发展的重要推动力。他们的学术思想、临床经验及技术是他们研读经典、博采诸家、长期临证而摸索总结出来的，是他们心血和智慧的结晶，是中医药学术的核心点和最具价值部分。正是因为有了一个个、一代代名老中医药专家的学术思想和临床经验，才汇聚成了丰富多彩、博大精深的中医药学术宝库，才使得中医药学术之树永葆长青！中医药文化之花灿烂绽放！中医药智慧之果普惠民众！中医药事业之舟破浪前行！

　　在浩如烟海的名老中医学术思想与临证经验之中，对其用方经验进行挖掘无疑是颇具临床实用价值的。"方从法立，以法统方"，名医经验用方既是其临床经验的结晶，更体现了其理、法、方、药相一致的学术思想与思维方法。因此，系统地整理研究国医大师的专科专病用方经验，将其汇编成册，公之于众，既是中医药学术传承的需要，也是广大中医药专业技术人员翘首以盼的盛事。

　　在王利广先生的策划下，我们成功推出了《国医大师专科专病用方经验》第1辑，包括心脑病、肺系病、脾胃肝胆病、肾系病和气血津液与头身肢体病共5个分册，受到各方好评。因此，在中国中医药出版社和湖南省中医药研究院的大力支持下，我们以第 1 辑编者为主体，组织湖南省中医药研究院、湖南中医药大学的一批中青年专家，对第二批国医大师的学术经验和专科专病特色方药进行了系统研究整理（部分分册研究整理了两批 60 位国医大师的资料），其收录内容均来源于国医大师亲自撰写或其传承弟子总结整理的公开发表文献，主要包括科学技术期刊、研究生学位论文、专业报纸以及学术专著等。相对于首批国医大师，第二批国医大师的研究领域更宽广，除内科外，还涉及针灸科和妇科，尤其是针灸科，又囊括了针灸治疗内、妇、皮肤、外、骨伤、儿、五官等临床各科疾病，使得资料收集的难度更大，对编写人员的专业素养要求更高，好在诸君同心协力，恪尽职守，历时近两年，形成了国医大师专科专病用方经验第 2 辑系列书稿，脾胃肝胆病、心肺脑病、妇科病、肿瘤病、肾系与气血津液头身肢体病和针灸 6 个分册。编写体例是在同一病证下，将各位国医大师独具特色的验方组成、功效、主治、用法及用药经验、验案（据广大读者建议本辑新加）进行集中展示，便于读者在极短的时间内能领略到国医大师们独具匠心的临证思辨方法和遣方用药经验，体会国医大师们独特的学术思想和丰富的临床经验，这是本书不同于同类著作之处和显著特色所在。

在本书即将付梓之际，谨对书中所有引用资料的原作者、编辑者、出版者致以深深的、诚挚的谢意！向为本书出版付出辛勤劳动的所有同仁表示衷心的感谢！第 1 辑出版时曾蒙国医大师朱良春（朱老已于 2015 年 12 月 13 日驾鹤仙逝）、刘祖贻题词，为表达对两位大师的敬意，我们仍然将朱老、刘老题词置于书首。由于学识有限，书中不当之处在所难免，敬请广大读者提出宝贵意见，以便再版时修订提高！

蔡铁如　宁泽璞

丙申年初秋于岳麓山下

# 编写说明

　　心、肺、脑系疾病是临床常见病、多发病，也是内科急危重症的常见病种。在数千年与疾病的抗争中，中医学对于心、肺、脑病证的认识不断完善，在治疗方面积累了许多宝贵的经验，不仅在慢性病的调理中显示出良好疗效，对真心痛、中风急症、哮证、喘证、肺胀、肺痈等急危重症的治疗也展现了其独特优势，积累了深厚的理论基础和丰富的实践经验。

　　本书收集了第二批国医大师治疗感冒、咳嗽、哮证、喘证、肺胀、肺痈、肺痨、肺痿、心悸、胸痹心痛、眩晕、中风、失眠、痴呆等常见心、肺、脑病证的经验方，将他们各具特色的验方的组成、功效、主治病证、用法总结出来，并通过方药分析、使用要点及加减方法等阐述及部分典型病案，分析其组方思路，希望读者在了解这些方剂之外，能进一步掌握国医大师们对病机的独特认识以及对方药的运用心得，从而更为全面地领悟其学术经验。书中绝大部分方剂的药物剂量、方义分析等都来源于国医大师本人及其学术传承人的论文及专著。为保证全书体例统一，对于少数资料不完整者，编者根据临床常规及相关病例报道进行了补充。

值得说明的是，由于国医大师们所处地域、临床主攻病证等不同，在具体资料的取舍上可能有所选择和偏重；有的病证由于资料较少，对国医大师治疗的个案处方也会相机选取，无具体方名者会直接以"经验方"命名。全书始终以能真实反映国医大师们的学术思想和临床经验作为资料取舍的基本原则。

　　书中所辑经验方及其经验介绍，绝大部分来源于国医大师本人及其学术传承人，是国医大师及其弟子智慧、心血的结晶，对他们所付出的辛勤劳动，表示衷心感谢！

本书编委会
2017 年 6 月

contents 目 录

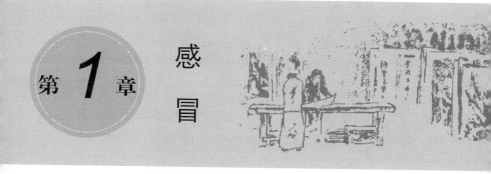

第 **1** 章　感冒

感冒是感受触冒风邪，邪犯卫表而导致的常见外感疾病，临床以鼻塞、流涕、喷嚏、咳嗽、头痛、恶寒、发热、全身不适、脉浮为特征。本病多因六淫、时行之邪，侵袭肺卫，以致卫表不和，肺失宣肃而为病。其治当以解表达邪为法，风寒证治以辛温发汗；风热证治以辛凉清解；暑湿夹感者，又当清暑祛湿解表；体虚感冒者则应扶正与解表并施。凡现代医学普通感冒、流行性感冒及上呼吸道感染等可参照本章内容辨证论治。

本章收录了刘志明、刘祖贻、李士懋、李今庸、张大宁、段富津、郭诚杰、唐祖宣等国医大师治疗本病的验方25首。刘志明多清、解并用，注重解表清里；刘祖贻治疗感冒常常"有寒不忘解毒，表热不忌温宣"，主张明辨寒热主次，谨守病机，不将寒热绝对割裂开来，组方用药多选轻宣之剂，创固表防感成方制剂预防感冒；李士懋治疗风热感冒，在银翘散、桑菊饮基础上重用青蒿、石膏；李今庸对素体血虚者予血虚感冒方；张大宁、郭诚杰创制了一些特殊

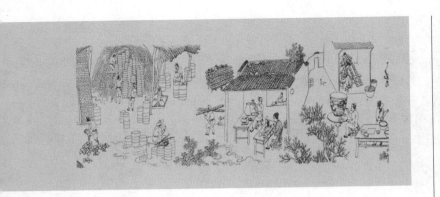

类型的感冒如流感、肾衰竭感冒、更年期感冒的经验方；段富津对外感之湿热证治以三仁汤加味；唐祖宣用竹叶汤化裁治疗体虚外感或产后感冒。

# 刘志明：麻杏石甘汤加减方

【组成】炙麻黄 8g，杏仁 10g，生石膏 20g，细辛 5g，射干 10g，黄芩 12g，前胡 10g，玄参 15g，酒大黄 6g，甘草 8g。

【功效】疏风散寒，兼清里热。

【主治】感冒之风寒袭肺，郁里化热证，症见：发热，恶寒，咽痛，咳嗽，痰黏色黄，鼻塞，全身酸痛不适，无汗出，颈项部不适，口苦，大便干，舌红苔薄黄，脉稍滑数者。

【用法】水煎服，每日 1 剂。

【经验】汗出当风，风寒之邪，乘腠理之开泄而入，始发此证。虽经治疗，然祛邪未净，滞留之邪，郁闭肌表，久则化热，热气怫郁，肺气不宣，津液受灼，乃加重也。故刘老认为此时治当以疏风散寒为主，清泄里热为辅。方用麻杏石甘汤加减，其中麻黄外散风寒，内宣肺气；杏仁、前胡降气以畅气机；生石膏、黄芩清泄里热；细辛温通以散风寒；射干清热利咽；玄参滋阴以利咽喉，又可辅助清热；大黄清泻肠腑，既可使便通热泄，又可调畅气机。

〔刘如秀.刘志明医案精解［M］.北京：人民卫生出版社，2010：77-78〕

# 刘志明：小柴胡加减方

【组成】柴胡 15g，桑叶 8g，黄芩 10g，半夏 10g，赤芍 10g，

杏仁 10g，前胡 10g，浙贝母 10g，桔梗 10g，瓜蒌 10g，枳壳 10g，甘草 6g。

**【功效】** 疏风散寒，兼清里热。

**【主治】** 风寒袭肺，郁里化热证。症见：恶寒不甚，发热，咳嗽，咳痰黄白相兼质稍黏，胸闷，口苦，咽稍干，饮食不佳，睡眠尚可，小便色微黄，大便尚可；舌质稍红，苔黄白相间，脉浮滑稍数等。

**【用法】** 水煎服，每日 1 剂。

**【经验】**《伤寒论·辨少阳病脉证并治第九》曰："少阳之为病，口苦，咽干，目眩也。"口苦者，热蒸胆气上溢；咽干者，热耗津液也；然少阳者，半表半里，半表者，谓在外之太阳；半里者，谓在内之太阴。邪入其间，阴阳相移，邪正相持，进退互拒，此际即汗、吐、下三法所禁，故立小柴胡汤和解之法。方中柴胡味苦微寒，乃少阳主药，升阳达表，散风祛邪；桑叶轻浮，外散风热；黄芩、赤芍性寒，清热以降胆气；半夏辛温，散逆气以止咳；杏仁、前胡降肺气以止咳；瓜蒌、枳壳宽胸理气；浙贝母、桔梗润肺化痰；甘草调和药性。诸药相合，虽药味不多，但疗效显著。

〔刘如秀．刘志明医案精解［M］．北京：人民卫生出版社，2010：78-79〕

# 刘志明：桑菊饮加减方

**【组成】** 桑叶 8g，菊花 10g，杏仁 10g，桔梗 10g，黄芩 10g，蝉蜕 4g，僵蚕 10g，浙贝母 10g，前胡 10g，玄参 12g，瓜蒌皮 12g，甘草 6g。

【功效】疏风散寒，兼清里热。

【主治】风寒外袭，里热渐盛证。症见：鼻塞，偶有浊涕，口鼻干燥，咽痒，偶有咳嗽，头晕，头痛，四肢酸楚，微恶风寒，无汗出，纳可，眠可，小便色微黄，大便尚可；舌苔白腻微黄，脉浮数。

【用法】水煎服，每日 1 剂。

【经验】本证因风寒而发，故有恶风寒、鼻塞等症，以化热为变，故有流浊涕、口鼻干燥、咽痒等症，然虽有热象，但症状较轻，故刘老治以辛凉轻剂之桑菊饮疏风散寒，兼清里热。方中桑叶、蝉蜕、僵蚕走表，疏散风热；菊花、黄芩入里，清泄内热；杏仁、前胡调畅气机；桔梗清热利咽；浙贝母润肺化痰；玄参滋阴润肺；瓜蒌皮利湿化痰；甘草生用既可清热，又可调和诸药。

〔刘如秀.刘志明医案精解〔M〕.北京：人民卫生出版社，2010：79-80〕

# 刘志明：荆防败毒散加减方

【组成】荆芥 6g，柴胡 12g，杏仁 10g，前胡 10g，黄芩 10g，赤芍 10g，玄参 12g，陈皮 8g，枳壳 10g，桔梗 10g，甘草 6g。

【功效】疏风散寒，兼清里热。

【主治】风寒外袭，里热渐盛证。症见：恶寒发热，鼻塞流少量浊涕，咽干，咳嗽，咳痰色黄白质黏，头晕、昏沉不适，纳差，无食欲，小便色黄，大便偏稀；舌质红，苔薄白微黄，脉寸关弦滑。

【用法】水煎服，每日 1 剂。

【经验】人体感染风寒之邪，多以表证为甚，所谓恶寒、发热、鼻流清涕者也。然本证患者，除表证外，又兼见便质稀溏，刘老认为此乃肺寒下移大肠所致，只因"肺与大肠相表里"。况又有咽干、咳痰色黄等，此乃外寒化热伤阴，故刘老以疏风散寒、兼清里热为法，以荆防败毒散加减。方中荆芥、柴胡外散风寒；杏仁、前胡宣肺散寒，兼以降气止咳；黄芩、赤芍清泄里热；玄参滋养肺阴；陈皮、枳壳理脾气，实中土；桔梗、甘草润肺以利痰浊祛除。

〔刘如秀.刘志明医案精解［M］.北京：人民卫生出版社，2010：80-81〕

# 刘志明：川芎茶调散加减方

【组成】葛根 10g，芍药 10g，桑叶 6g，苍术 8g，川芎 6g，荆芥 6g，防风 8g，白芷 8g，蝉蜕 4g，桔梗 8g，甘草 6g。

【功效】疏风散寒。

【主治】风寒束表证。症见：感寒而发，恶风寒，头痛，颈项发紧，脉浮者。

【用法】水煎服，每日 1 剂。

【经验】《伤寒论》云："太阳病，项背强几几，反汗出恶风者，桂枝加葛根汤主之。"刘老依《伤寒论》之意，并合"头痛"一症，以川芎茶调散加葛根加减。方中葛根性平，功善祛风；芍药通行荣卫；甘草之甘以通脾胃之津；桑叶疏散风热，清肺润燥；苍术祛风散寒；蝉蜕外散风邪；白芷治阳明头痛，川芎治少阳头痛，防风治风去湿，皆能解表散寒，头痛必用风药者，以巅顶之上，惟风可到也；荆芥消散风热，清利头目，同诸药上行，以升清阳而散邪；加甘草者以缓中；诸药相合，以散风寒之邪。

〔刘如秀.刘志明医案精解［M］.北京：人民卫生出版社，2010：82-83〕

# 刘志明：厚朴麻黄汤加减方

【组成】厚朴 8g，炙麻黄 8g，杏仁 10g，生石膏 20g，半夏 10g，五味子 6g，麦冬 12g，细辛 3g，蝉蜕 4g，僵蚕 10g，瓜蒌 18g，薤白 10g，桔梗 10g，前胡 10g，干姜 3g，大枣 10g。

【功效】疏风散寒，温肺化痰，滋阴清热。

【主治】风寒袭表，痰饮束肺证。症见：发热，恶寒，鼻塞，流清涕，咳嗽，咳痰色白质稀，气喘，胸满，下肢轻度水肿，纳寐尚可，小便不利，大便正常；舌尖稍红，苔白腻，脉浮细数。

【用法】水煎服，每日 1 剂。

【经验】《金匮要略·肺痿肺痈咳嗽上气病脉证治第七》曰："咳而脉浮者，厚朴麻黄汤主之。"《古方选注》云："厚朴麻黄汤，大、小青龙之变方也。咳而上气作声，脉浮者，是属外邪鼓动下焦之水气上逆，与桂枝、芍药、甘草和营卫无涉。故加厚朴以降胃气上逆，麻、杏、石膏仍从肺经泄热存阴，细辛、半夏深入阴分，祛散水寒，干姜、五味摄太阳而监制其逆，一举而泄热下气，散邪固本之功皆备，则肺经清肃之令自行，何患咳逆上气作声而有不宁谧者耶？"本证以发热、恶寒、咳嗽为甚，此肺气不利，引胃气上逆之故也；而胃气上逆者，多由痰饮所致，故刘老治以疏风散寒、温肺化痰，厚朴麻黄汤加减主之。其中厚朴者，李时珍述其能治"中风伤寒，头痛寒热"，并擅"温中益气，消痰下气"；麻黄者，宣肺散寒；杏仁下气除满；生石膏寒以清利痰热；半夏燥湿以化痰浊；细辛者，温肺化痰；蝉蜕、僵蚕疏风散邪于外；干姜、大枣者，辛甘合化为阳，调和营卫。

〔刘如秀.刘志明医案精解［M］.北京：人民卫生出版社，2010：83-84〕

# 刘志明：风寒入里化热感冒方

【组成】柴胡15g，黄芩12g，金银花15g，荆芥穗6g，浙贝母10g，玄参15g，赤芍12g，天花粉12g，枳壳10g，桔梗8g，甘草8g。

【功效】宣肺散寒，清热化痰。

【主治】风寒袭表，痰热郁肺证。症见：发热，恶寒，微汗出，咳嗽，咳痰色黄质黏，咽干，口干渴，饮食一般，眠可，小便色黄，大便正常；舌质偏红，苔薄黄，脉浮滑。

【用法】水煎服，每日1剂。

【经验】刘老认为，此为风寒袭表，痰热郁肺证，应以宣肺散寒、清热化痰之法治之。方中柴胡味苦微寒，辛散解肌，升阳达表；金银花甘寒入肺，散热解毒；荆芥辛苦，芳香而散，其性升浮能发汗，散风湿，清头目，利咽喉；黄芩苦寒，清泄痰热；痰黏者，热伤津液所致，而浙贝母润心肺、化黏痰；玄参苦微寒，专入肾经，能壮水以制火；赤芍苦微寒，善泄肝火，三药合黄芩以清热滋阴化痰；天花粉生津止渴；桔梗利咽清热；枳壳行气畅中；甘草凉以清热，甘以和中。

〔刘如秀.刘志明医案精解［M］.北京：人民卫生出版社，2010：
85〕

# 刘志明：柴胡疏肝散合桑杏汤加减方

【组成】柴胡10g，枳壳10g，白芍10g，黄芩12g，桑叶8g，
杏仁10g，浙贝母10g，紫菀10g，百部10g，前胡10g，桔梗8g，
甘草6g。

【功效】疏风散寒，宣肺化痰。

【主治】风寒束表，肺气郁闭证。症见：头部稍热，微汗出，口
干，身体沉重，身热，汗出，恶寒渐重，偶有咳嗽，胸闷，呼吸气
粗，咳引胸痛，身热，汗出，心中有恐惧感，彻夜未眠。舌尖红、
苔薄黄，脉滑数。

【用法】水煎服，每日1剂。

【经验】"咳引胸痛，汗出，身热"者，刘老认为此乃肝胆之气
为邪所遏之象，故主张以疏肝理气之"柴胡疏肝散"治之。方中柴
胡既可疏肝理气，又可疏风散邪，一药二用；枳壳理气，白芍柔肝，
黄芩清热，如此则可使肝气畅达于内，又可使风邪宣散于外。合
"桑杏汤"者，桑叶清散在表之邪，杏仁、前胡调畅肺气，如此，则
肺卫亦可实；此外，刘老尚认为此证"咳嗽"，虽以肝气不舒为因，
然又以肺气不降为由，故加紫菀、百部之类以降肺气；浙贝母、桔
梗、甘草，滋阴润肺，以利症愈。

〔刘如秀.刘志明医案精解［M］.北京：人民卫生出版社，2010：
86〕

# 刘志明：荆芥连翘汤合大柴胡汤加减方

**【组成】**荆芥穗6g，连翘10g，蝉蜕4g，桔梗8g，僵蚕8g，柴胡15g，酒大黄6g，黄芩10g，玄参12g，浙贝母10g，姜黄6g，甘草6g。

**【功效】**疏风散寒，泄热通腑。

**【主治】**风寒束表，热结肠腑证。症见：发热、恶寒、头痛、鼻塞、鼻流清涕、微汗出、四肢酸楚、口苦、咽干、纳呆、眠可、小便色黄、大便秘结；舌质红，苔黄腻，脉弦滑。查体：双侧扁桃体Ⅱ°肿大，局部充血。

**【用法】**水煎服，每日1剂。

**【经验】**《灵枢·本输》曰"肺合大肠"，故肺经风寒郁表，常易化热入里，结于肠腑，以致肠腑不通，刘老认为此时宜泄热通腑、表里同治。考虑"口苦，咽干"乃病在少阳之象，"恶寒，身热，头痛，鼻塞"乃表证未解，"纳呆，小便色黄，大便秘结"者，里证兼实，故方以荆芥连翘汤合大柴胡汤加减治之。方中重用柴胡，配以黄芩，和解清热，以除少阳之邪；并轻用大黄以泻阳明热结，与柴、芩相配，解表清里；荆芥、连翘、蝉蜕、僵蚕外散风邪，以利解表之功；桔梗、玄参、浙贝母滋养阴液，且助大黄泄热通腑，姜黄行气止痛，桔梗、甘草祛痰止咳。

〔刘如秀.刘志明医案精解［M］.北京：人民卫生出版社，2010：87-88〕

# 刘志明：苏子降气汤合柴胡疏肝散加减方

【**组成**】苏叶 6g，前胡 10g，法半夏 10g，杏仁 6g，柴胡 10g，枳壳 8g，陈皮 6g，香附 8g，泽兰 10g，延胡索 10g，当归尾 8g，苏木 10g，甘草 6g。

【**功效**】疏风散寒，宣肺理气。

【**主治**】风寒束表，肺气郁滞证。症见：发热恶寒，咳嗽，咳少量白黏痰，鼻塞，流清涕，头痛，身微热，上腹胀痛，咳嗽时加重，恶心，纳差，大便稀；苔黄腻，脉浮紧。

【**用法**】水煎服，每日 1 剂。

【**经验**】清代张秉成云："夫风邪外来，必先犯肺，于是肺中之气壅而不行，肺中之津液郁而为痰，故喘嗽不宁。"患者咳嗽与腹部胀痛并见，伴鼻塞、头痛诸症，此乃肺气郁滞之象。肺开窍于鼻，肺气郁滞，则肺窍不利；肺居上焦，司气机之升降，肺气不利，则气阻于内，故见腹部胀痛不适；咳嗽者，亦因肺气上逆；津液不行，凝聚成痰，故咳痰白黏。方中以苏叶易苏子，乃加强散表之力；柴胡、前胡，一升一降，配枳壳以行肺中壅塞之气，又可外散风寒之气；半夏燥湿，陈皮理气，以消痰浊；香附行气，延胡索定痛，泽兰、当归尾、苏木活血，以消腹胀痛也。

〔刘如秀.刘志明医案精解［M］.北京：人民卫生出版社，2010：88-89〕

# 刘志明：桑杏汤合竹叶石膏汤加减方

【组成】桑叶 8g，杏仁 10g，浙贝母 10g，沙参 10g，竹叶 6g，石膏 20g，麦冬 10g，半夏 10g，黄芩 15g，前胡 10g，紫菀 10g，百部 10g。

【功效】祛风清热，益气养阴。

【主治】风热袭肺，气阴两虚证。症见：头昏沉、身酸困，低热，汗出，咳嗽，咳痰不爽，口咽干，疲乏，舌淡红、苔微黄，脉浮稍数。

【用法】水煎服，每日 1 剂。

【经验】肢体酸困，疲乏无力，气虚之故也；口干、咽干，阴液不足也；低热者，气虚阳微，虽风热袭肺，但热象难起也；此为风热袭肺、气阴两虚之证，应以祛风清热、益气养阴之法治之。方中桑叶擅搜风，其叶轻扬，其纹像络，其味辛苦而平，故能轻解上焦脉络之邪；杏仁苦辛温润，外解风寒，内降肺气；浙贝母润燥化痰；沙参养阴清肺；竹叶清热除烦；石膏、黄芩除身热；麦冬生津养阴以润肺胃；半夏降逆止呕；前胡、紫菀、百部降气止咳；诸药相合，共奏祛风清热、益气养阴之功。

其制方之妙有二，一是方中以半夏降逆、蠲饮，而用麦冬与之相伍，防温燥太过；二是竹叶之用，既利石膏清热，又可引邪热随小便下行。

〔刘如秀.刘志明医案精解［M］.北京：人民卫生出版社，2010：89-90〕

# 刘祖贻：荆防杏苏散加减方

【**组成**】紫苏叶 10g，防风 10g，薄荷 10g，百部 10g，苦杏仁 10g，矮地茶 10g，金银花 10g，蝉蜕 10g，陈皮 10g，甘草 10g。

【**功效**】辛温解表，宣肺散寒。

【**主治**】风寒感冒。症见：恶寒重，发热轻，无汗，头身疼痛，鼻塞流清涕，喉痒，咳嗽；舌苔薄白，脉浮或浮紧。

【**用法**】水煎服，每日 1 剂。

【**经验**】感冒虽为四季均可发病，但仍以冬春多见，感邪以风寒、风热为多。刘老治疗感冒，明辨寒热主次，谨守病机，并非将寒热绝对割裂开来，常常"有寒不忘解毒，表热不忌温宣"，组方用药多选轻宣之剂，"治上焦如羽，非轻不举"。苦杏仁、金银花、矮地茶宣肺解表，化痰止咳。头身痛甚，加羌活、独活、川芎；风寒重，恶寒甚者，加麻黄、桂枝；项背强痛加葛根；体虚易感，加黄芪、白术。

〔卜献春，刘芳.刘祖贻临证精华［M］.北京：人民卫生出版社，2013：89-90；刘芳，周慎.刘祖贻医案精华［M］.北京：人民卫生出版社，2014：39-40〕

# 刘祖贻：银翘散加减方

【**组成**】金银花 12g，连翘 10g，薄荷 10g，苏叶 10g，荆芥

10g，桔梗 10g，芦根 10g，甘草 5g。

【功效】辛凉解表，宣肺清热。

【主治】风热感冒。症见：发热，微恶风寒，或有汗，流稠涕，咽喉疼痛，咳嗽痰稠；舌苔薄黄，脉浮数。

【用法】水煎服，每日 1 剂。

【经验】发热甚者，加黄芩、石膏、大青叶清热；头痛重者，加桑叶、菊花、蔓荆子清利头目；咽喉肿痛者，加板蓝根、玄参利咽解毒；咳嗽痰黄者，加重楼、鱼腥草等清热化痰。

〔卜献春，刘芳.刘祖贻临证精华［M］.北京：人民卫生出版社，2013：90〕

# 刘祖贻：参苏饮加减方

【组成】人参 10g，茯苓 10g，苏叶 7g，葛根 10g，半夏 10g，陈皮 10g，桔梗 10g，前胡 10g，甘草 5g。

【功效】益气解表。

【主治】气虚感冒。症见：素体气虚者易反复感冒，感冒则恶寒较重，或发热，热势不高，鼻塞流涕，头痛，汗出，倦怠乏力，气短，咳嗽咳痰无力；舌淡，苔薄白，脉浮无力。

【用法】水煎服，每日 1 剂。

【经验】表虚自汗者，加黄芪、白术、防风益气固表；气虚甚而表证轻者，可用补中益气汤益气解表。

〔卜献春，刘芳.刘祖贻临证精华［M］.北京：人民卫生出版社，2013：90〕

# 刘祖贻：固表防感冲剂

【组成】每袋含生药黄芪 7.5g，大枣 5g。

【功效】补脾益气。

【主治】防治感冒。

【用法】冲服，成人每次 1 袋，每天 2～3 次；8 岁以内小儿减半。连服 2 个月。

【经验】感冒是临床常见病、多发病，黄芪、大枣补脾益气，调节肌体免疫功能，从而预防感冒，减少慢性支气管炎、肺源性心脏病、风湿性心脏病等的发作。

〔中国技术成果大全编辑部.中国技术成果大全，1989（12）（总第 32 期）〔湖南专辑〕：31-32；杨永芳.固表防感冲剂防治感冒 160 例临床分析〔J〕.湖南中医药大学学报，1987（4）：13-14〕

# 李士懋：青石银翘散方

【组成】金银花 20g，连翘 15g，桔梗 10g，青蒿 30g，苏叶 10g，牛蒡子 8g，黄芩 10g，菊花 10g，桑叶 10g，芦根 20g，生石膏 30g，荆芥 8g。

【功效】辛凉解表。

【主治】风热外感表证，症见发热恶寒，头晕头痛，口苦咽干，腰痛身楚，动辄汗出，疲乏无力。舌淡红，苔薄白，脉浮数。

【用法】水煎服，每日 1 剂。

【经验】本证乃风热外感。李老在银翘散、桑菊饮基础上，重用生石膏、青蒿，生石膏味辛，性寒，辛能散，寒能清热，具有透散风热之功。《医学衷中参西录》曰："石膏之退热，逐热外出也，是以将石膏煎服之后，能使内蕴之热息息自毛孔透出。"又曰："果有外感实热，石膏且为必须之药……外感实热者，放胆用之，直胜金丹。"青蒿味辛发散，性寒气芳香，能透散风热之邪外出，故也有解表之功。《本草正义》曰："青蒿能散风火。"

〔李士懋，田淑霄．平脉辨证相濡医案［M］．北京：中国中医药出版社，2015：142-143〕

# 李今庸：香苏散加味方

【组成】紫苏 10g，陈皮 8g，炙甘草 6g，荆芥 10g，防风 10g，制香附 10g，川芎 10g，生姜 6g，大枣 2 枚。

【功效】辛温发表，行气止痛。

【主治】风寒感冒，症见恶寒，发热，无汗，鼻塞，流清涕，喷嚏；或兼见头痛，咳嗽，吐白色清痰，苔白，脉浮等。

【用法】水煎服，每日 1 剂，分 2 次温服。

【经验】风寒束表，肌腠致密，故见恶寒，无汗；阳气被郁而不伸，故见发热；肺开窍于鼻，外合皮毛，今寒伤皮毛，内入于肺，肺气失和，则肺窍不利，故见鼻塞，流清涕；风寒束肺，肺气上逆，故见苔白，咳嗽，吐白色清痰，喷嚏；邪伤太阳，足太阳膀胱经行于头，故见头痛；病邪伤表，故脉浮。方中取紫苏、荆芥、防风、生姜辛温发表；取川芎辛温发散以治头痛；取香附、陈皮辛香行气，以助发表之力；取大枣、甘草和中且调和诸药。

〔李今庸.李今庸临床经验辑要［M］.北京：中国医药科技出版社，1998：71〕

# 李今庸：血虚感冒方

【组成】紫苏 10g，陈皮 10g，制香附 10g，荆芥 10g，防风 10g，炙甘草 8g，川芎 10g，当归 10g。

【功效】养血解表。

【主治】素体血虚，外感风寒，症见恶寒，发热，头痛，鼻塞，流清涕，无汗，口唇淡，舌质淡，脉细弱等。

【用法】水煎服，日 1 剂，分 2 次温服。

【经验】风寒束表，肌肤腠理致密，寒邪独留于外，故见恶寒，无汗；肺外合皮毛，开窍于鼻，故见鼻塞，流清涕；足太阳膀胱经起于目内眦，上额交巅下项，经气不利，故见头痛；血虚不能上荣于口舌，故见口唇淡，舌质淡。《素问·脉要精微论》云"夫脉者血之府也"，今血虚不能充盈其府，故脉见细弱。此乃血虚之人，外感风寒邪气。方中取紫苏、荆芥、防风辛温发表，散外在之风寒；取陈皮、香附行气，以助散表之力；取当归、川芎养血；取甘草调和诸药。

〔李今庸.李今庸临床经验辑要［M］.北京：中国医药科技出版社，1998：74〕

# 李今庸：麻黄汤加味方

【组成】麻黄 10g，桂枝 10g，炙甘草 8g，苏叶 10g，防风 10g，杏仁 10g（去皮尖炒打）。

【功效】辛温发表。

【主治】感冒属寒伤太阳之麻黄汤证，症见恶寒发热，无汗而喘，头痛身疼，脉浮而紧等。

【用法】水煎服，每日 1 剂，分 2 次温服。

【经验】寒邪外束，阳气不能畅达于外，故见恶寒；寒主收引，腠理致密，故见无汗；阳气被郁，与邪抗争，故见发热；太阳主一身之表，其经上额交巅下项夹脊抵腰，寒束太阳，营卫气血运行不利，故见头痛身疼；皮毛内合于肺，邪气内壅，肺气不降而反上逆，故见气喘；脉浮主表，紧脉为寒，寒邪袭表，故见脉浮紧。方中取麻黄、桂枝、苏叶、防风辛温发表，散外表之风寒；取杏仁配麻黄宣肺平喘；取炙甘草调和诸药。外寒解，则诸症悉退。

〔李今庸.李今庸临床经验辑要［M］.北京：中国医药科技出版社，1998：75-76〕

# 李今庸：桂枝汤加味方

【组成】桂枝 10g，白芍 10g，炙甘草 8g，当归 10g，生姜 10g，大枣 2 枚（擘）。

【功效】调和营卫。

【主治】感冒之桂枝汤证，症见恶风，发热，头痛，干呕，自汗出，脉浮缓等。

【用法】水煎，日1剂，分2次温服。

【经验】风邪外袭，卫阳被郁而不伸，故见发热，风性疏泄，肌腠疏松，故见自汗出，恶风；足太阳膀胱经行于头部，风袭太阳，太阳经气不利，故见头痛；风气内通于肝，木动土虚，胃气不和，逆而上冲，故见干呕；脉浮缓者，亦为风邪伤表之征。方中取桂枝辛温散寒，发表解肌；取白芍酸收而敛阴液；桂枝配白芍调和营卫；取当归养营血；取生姜、大枣降逆和胃；取甘草调和诸药。

〔李今庸.李今庸临床经验辑要［M］.北京：中国医药科技出版社，1998：76〕

# 张大宁：流感1号方

【组成】金银花30g，连翘30g，生石膏30g，板蓝根30g，大青叶20g，柴胡15g，贯众15g，黄芩15g。

【功效】疏风解表，清热解毒。

【主治】流行性感冒证属少阳阳明合病者。

【用法】水煎服，日3次，每次180ml。

【经验】天津市中医医院车树强、徐英等应用张老经验方配制的流感1号方治疗流行性感冒，取得了很好的疗效。流感属中医学"时行感冒""外感热病""温病"范畴。张老认为，本病虽是感受外邪所致，整个病程却以少阳阳明合病为主要病机，故在小柴胡汤、白虎汤、银翘散等方的基础上研制出本方，方中金银花、连翘疏风解表，柴胡、黄芩和解少阳，生石膏清泻气分实热，又加入大青叶、板蓝根、贯众清泻毒热。现代药理研究表明，方中药物对病原微生物有抑制、杀灭作用，对细菌毒素有中和解毒作用。

〔王克林，马晓彤．中医药治疗流感的研究与临床［M］．北京：中国中医药出版社，2011：116-117〕

# 张大宁：慢性肾衰感冒方

【组成】金银花 12g，麦冬 15g，胖大海 3g，藏青果 6g。

【功效】清热利咽。

【主治】主治慢性肾衰竭易罹感冒者。

【用法】水煎，代茶饮。

【经验】本方重在治标，其中金银花疏风解表、清热解毒，麦冬养阴清热，胖大海清肺化痰、利咽开音、润肠通便，藏青果清热、利咽、生津，共奏疏风解表、清热利咽之功。

〔胡熙明．中国中医秘方大全·（上册）内科分卷［M］．上海：文汇出版社，1999：398-399〕

# 段富津：外感湿热方

【组成】滑石 25g，生薏苡仁 25g，白蔻仁 10g，杏仁 10g，半夏 10g，厚朴 15g，汉防己 10g，姜黄 15g，甘草 10g，通草 10g，竹叶

15g。

【功效】清热利湿，调畅气机。

【主治】外感证属湿热，症见午后发热，夜半热减，伴周身疼痛困重，自汗，胸闷，口干不欲饮水，二便如常，舌淡，苔白厚腻，脉滑。

【用法】水煎服，每日 1 剂。

【经验】长夏外感，暑湿居多。《温病条辨》称"长夏初秋，湿中生热，即暑病偏于湿者也"。本方由三仁汤化裁而来，方中滑石甘淡性寒，清热解暑利湿，使湿热之邪从水道而出，为君药。薏苡仁甘淡寒，健脾利湿清热，半夏、厚朴辛苦温，能燥湿和胃，行气化湿，使气化则湿化，共为臣药。通草、竹叶甘寒淡渗，杏仁宣利肺气，开水之上源，白蔻行气悦脾，畅中焦之气，芳化湿浊，又防滑石寒凉碍湿，汉防己、姜黄祛风湿，通络止痛，共为佐。甘草为使。

【验案】张某，女，20 岁，2011 年 12 月 13 日初诊。

患者主诉反复发热 4 月余。患者 2011 年 8 月外感后即反复发热，经治疗未见好转，检查提示：血白细胞 $1.2 \times 10^9$/L，余未见异常。体温 38℃～39.6℃，每于下午 3 时发热，夜半稍退。发热时全身疼痛困重，自汗，胸闷，口干不欲饮，二便调，舌淡，苔白略厚腻，脉沉弦，右脉滑。予本方 7 剂，水煎服。

二诊时热退已 4 日，体温正常，苔白略腻，胃脘痞满，食少，上方加枳实 15g。7 剂。三诊诸症消失，苔转薄白，停药饮食调理。

〔段富津.段富津医案精编［M］.北京：科学出版社，2016：2-3〕

# 郭诚杰：更年期气阴两虚感冒方

**【组成】**黄芪20g，白术20g，玉竹10g，女贞子10g，陈皮9g，升麻10g，柴胡10g，太子参20g，桔梗15g，荆芥6g，甘草6g。

**【功效】**益气解表，佐以养阴。

**【主治】**更年期反复感冒证属气阴两虚者。症见反复感冒，动则出汗，汗出易感，恶寒重，发热轻，鼻塞流清涕，干咳少痰，咽痒，舌稍红，苔薄白而少，脉浮细。平素心烦，时有烘热，神倦，易怒好哭，多疑惊恐，记忆力减退，月经紊乱。

**【用法】**水煎服，每日1剂。

**【经验】**本证为气阴两虚型感冒。中年女性值"七七肾气渐衰"之时，劳久伤及气阴，表虚不固，外邪入侵，故用荆、桔、柴升阳解表，同时用黄芪、太子参扶助正气。加玉竹一味，实为取阴虚外感主方加减葳蕤汤之意，前期治疗用药而不用针，为防表虚复感而设。若鼻塞不通，用苍耳子、辛夷花，若见烘热、汗出、心烦易怒、多疑等阴不足之证，谓之脏躁，可以柴胡桂枝汤和营卫调阴阳，二至丸以充肝肾之阴，地骨皮清虚热。龙骨、牡蛎相配具有调节自主神经功能的作用，龙牡不仅可以固表敛汗，还可改善神经功能，适用于本病。待患者正气渐复，再以灸法辅助肺肾之阳气，卫阳固表，预防复发。

〔张卫华.著名针灸学家郭诚杰教授临床经验精粹［M］.西安：西安交通大学出版社，2013：244-245〕

# 唐祖宣：竹叶汤化裁方

【组成】竹叶 9g，甘草 9g，葛根 24g，防风 15g，桔梗 15g，桂枝 12g，潞党参 12g，炮附子 12g，生姜 18g，大枣 12 枚。

【功效】温阳益气，解表散寒。

【主治】外感发热证属正气虚衰，复感风寒，卫表不固之正虚邪实者，症见发热恶寒，头项强痛，大汗淋漓，面赤气喘，口淡不渴，舌淡、苔薄白或微黄，脉象虚浮。

【用法】水煎服，每日 1 剂。

【经验】唐老常用竹叶汤（《金匮要略》卷下）治疗产后发热、习惯性感冒发热，收效颇佳。若面赤重用竹叶，口渴重用桔梗，项强重用葛根，大汗淋漓加黄芪，重用附子、人参。病属正虚邪实，纯用攻表，则阳易脱，单用扶正之品，又易助邪，攻补兼施，才能切合病机。竹叶、附子一寒一热，相互为用，可收表里兼治之效。竹叶汤的证治，仲景云"产后中风，发热，面正赤，喘而头痛"，此方主之，仅为产后发热而设。唐老认为此方的实际功能远不限于此，临床中凡阳气虚弱，寒邪内侵之证，皆可以本方加减施治。掌握药物的煎服法，是提高疗效的关键，方中附子辛热有毒，先煎 15 分钟，再纳诸药，竹叶以后下为宜，三煎兑于一起，混匀，分 4 次服。内有蕴热，复感风寒等实热之证，则在本方禁忌之列。

〔许保华，唐丽.唐祖宣老师运用竹叶汤的经验［J］.中原医刊，1989（3）：36-37〕

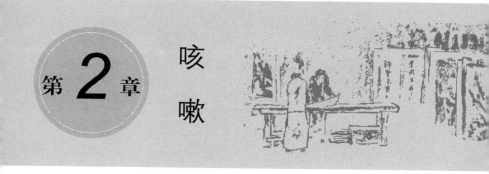

第 **2** 章　咳嗽

　　咳嗽是六淫外邪侵袭肺系，或脏腑功能失调，内伤及肺，致肺失宣降，肺气上逆，冲击气道，发出咳声或伴有咳痰为主要表现的一种病症。临床表现为咳嗽有声，或咳吐痰液。外感咳嗽起病急，可伴有寒热等表证；内伤咳嗽每因外感反复发作，病程较长，咳而伴喘。听诊可闻及两肺野呼吸音增粗，或伴散在干湿性啰音。本病多因外感或内伤而为病，外感咳嗽当以祛邪利肺为主，风寒者疏风散寒，风热者疏风清热，风燥者清肺润燥；内伤咳嗽邪实正虚者当祛邪扶正，标本兼顾，寒痰宜温肺化痰，热痰宜清热化痰，湿痰宜燥湿化痰，火盛者当清肝火、泻肺热，阴津亏耗者宜滋阴生津润燥。凡现代医学咽喉炎、气管炎、支气管炎、肺炎等出现以咳嗽为主要症状者可参照本章内容辨证论治。

　　本章收录了干祖望、王琦、刘志明、刘祖贻、孙光荣、李士懋、李今庸、陈可冀、段富津、洪广祥、夏桂成、晁恩祥、徐经世、郭诚杰、唐祖宣等国医大师治疗本病的验方85首。干祖望首创"喉源性咳嗽"，分风寒、心火、阴虚火旺、肺燥、血瘀等型论治；王琦分风寒、风温、暑热、湿热、燥热犯肺、肺胃阴虚等型论治；刘志明认为外感

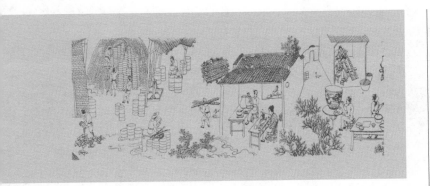

内伤均可致咳嗽，治疗尤其重视痰、湿、肺，用药注重用经方、合方化裁；刘祖贻认为咳嗽的治疗，除直接治肺外，还应从整体出发，注意治脾、治肝、治肾等，内伤咳嗽应防宣散伤正，注意调理脏腑，顾护正气；孙光荣擅用调气活血抑邪法治疗久咳，对肺癌咳嗽，常从气阴两虚论治；李士懋擅用经方；李今庸擅用二陈汤加味治咳，特指出瘀血所致咳嗽，并制代抵当汤加味方等以治之；陈可冀之方祛痰清热降气止咳；段富津擅分型论治咳嗽；洪广祥治疗慢性干咳及痰滞咽喉咳嗽，擅用青皮、旋覆花、枇杷叶调理肝、肺、胃三脏气机；夏桂成用马兜铃散化裁方治疗妊娠咳嗽；晁恩祥认为，单纯表现为风寒表证的患者并不常见，或素有热蕴，或表邪入里化热，主张解表清里；徐经世对感染螳螂毒者，以荆防、银翘祛风透邪、清热解毒，若感冒后期外邪已尽，肺气不降干咳者，用自制止咳宁加代赭石降气止咳；郭诚杰擅用针刺治咳；唐祖宣以甘草干姜汤重剂治疗咳则遗尿。

# 干祖望：三拗汤加味方

【**组成**】麻黄 3g，杏仁 10g，甘草 3g，干地龙 10g，苏梗 10g，苏子 10g，蝉蜕 3g，防风 10g，桔梗 6g，贝母 10g 等。

【**功效**】宣肺解表，利喉止咳。

【**主治**】喉源性咳嗽之风寒客肺证。症见喉痒作咳，晨昏为甚，少痰色白，咳痰不爽。伴打喷嚏，流稀涕，咽干思饮喜热，对寒风刺激较敏感或畏风恶寒，舌淡红，苔薄白，脉平。咽后壁淋巴滤泡团块状增生，局部呈晦暗型充血。

【**用法**】水煎服，每日 1 剂。

【**经验**】外感风寒，实属表邪。失治或误治如为求一时之安，过服甜味之药则阻遏浮邪，不能疏泄，困于肺经所致。不论病程长短，仍宜解围开泄、逐邪外出为是，当取宣肺一法。代表方三拗汤中加干地龙、蝉衣有抗过敏以止痒的作用，桔梗、苏梗、苏子有降气止咳化痰的作用。干老强调，如果病程较长，在上方基础上加荆芥炭一味，是针对"久病入络"之意。若痰色白者，加陈皮、苏子、僵蚕；痒咳剧烈，且咽喉黏膜充血者，系风寒化热之征，可加薄荷、天竺黄、芦根、射干等。

喉源性咳嗽是干老发现的一个新病种。首次公开发表于 1989 年光明日报社出版的《中医喉科学》及 1992 年江苏科技出版社出版的《干祖望中医五官科经验集》，其主要特点为喉头一痒即咳，不痒不咳，病程短者数月，长者五六年。其治多从以下几个方面入手：

一是宣肺泄肺为主，方用射干麻黄汤或葶苈大枣泻肺汤化裁。

其要点是了解患者是否在感冒咳嗽时服用过止咳糖浆类药。干老认为糖能敛邪，使邪困肺经不能外泄，此时虽无表证，仍宜宣泄，使困邪得解，方能获愈。

二是健脾化痰利咽，方用香砂六君子汤、二陈汤、参苓白术散、甘桔汤化裁。其特点是病者咽部不舒，如黏痰附着咽壁，常想清除而出现清嗓样咳嗽者。

三是疏风脱敏利咽，常用桑叶、荆芥炭、防风、蝉衣、干地龙、徐长卿、紫草、桔梗、墨旱莲、甘草等。其特点主要有季节性，多发于花粉旺盛期，或遇香烟味、油烟、异味、粉尘等即咳者，多与过敏性体质有关。

四是养阴潜阳，为数极少。俱为龙雷之火上越所致咳嗽，常用方为知柏八味丸。其特点为咽干而痒，痒则咳或清嗓者。

〔陈国丰.干祖望教授治疗喉源性咳嗽经验［J］.江苏中医，1993（3）：5；万文蓉.干祖望辨治喉源性咳嗽经验探要［J］.北京中医，2000（5）：6-7；陈亦江.江苏当代名中医临证精萃［M］.南京：江苏科学技术出版社，2013：64〕

# 干祖望：导赤散加减方

【组成】生地黄10g，竹叶10g，茅根10g，灯心3扎，玄参10g，丹皮10g，芦根30g，天竺黄6g，知母10g，杏仁10g，生石膏30g，茜草10g，紫草10g，墨旱莲10g。

【功效】清心泻火，利咽止咳。

【主治】喉源性咳嗽之心火独盛型。症见喉痒作咳，无痰，咽喉干燥，疼痛，局部有烧灼感，饮水则舒，伴心烦或心悸，夜寐不安，舌尖红，苔薄，脉细数。查：咽后壁淋巴滤泡散在性增生，局部呈红艳型充血。

【用法】水煎服，每日 1 剂。

【经验】本型是由于君火独盛，水不济抑，导致的喉源性咳嗽，所以直取导赤散清心泻火为主；加茅根、灯心利小便，引热下行；玄参、杏仁、天竺黄清热化痰止咳。心主血，心火旺盛则血热，热极生风，故加干氏三草清热脱敏汤（茜草、紫草、墨旱莲）以清血中之热达到止痒的目的，痒去则咳止。

〔陈国丰. 干祖望教授治疗喉源性咳嗽经验［J］. 江苏中医，1993（3）：5；万文蓉. 干祖望辨治喉源性咳嗽经验探要［J］. 北京中医，2000（5）：6-7〕

# 干祖望：知柏地黄丸加减方

【组成】知母 10g，黄柏 6g，生地黄 10g，山茱萸 10g，山药 15g，牛膝 15g，丹皮 10g，百合 10g，麦冬 10g，玄参 10g。

【功效】滋阴降火。

【主治】喉源性咳嗽，适用于肾阴不足，虚火上炎，循经犯喉所致之喉痒干咳。症见：干咳，夜间卧则尤甚，口燥咽干，饮水不解，咽喉黏膜暗红干燥，咽后壁淋巴滤泡散在增生。舌红苔薄白，脉细数。

【用法】水煎服，每日 1 剂。

【经验】"喉源性咳嗽"首先由干老提出。本方由滋阴清热的知柏地黄汤加减而来，知母、黄柏、生地黄、玄参、麦冬、丹皮清热凉血滋阴，山药、山茱萸、百合益肾滋阴润肺，牛膝引热下行，而兼逐瘀通经。全方清润滋补为主，酌用化瘀之味，使补而不滞。

〔徐轩，陈国丰. 干祖望教授治疗喉源性咳嗽经验［J］. 江苏中医，1993（3）：5〕

# 干祖望：养阴清肺汤加减方

【组成】沙参10g，麦冬10g，生地黄10g，知母10g，石膏30g，桑叶10g，杏仁10g，茅根10g，天竺黄6g，川贝母10g。

【功效】滋阴润燥。

【主治】喉源性咳嗽，适用于肺阴不足，燥火上冲咽喉而作痒干咳，甚则咳引胸痛，偶有黏痰带血，咽喉干燥，黏膜慢性充血，或部分黏膜萎缩，舌偏红、苔薄，脉细。

【用法】水煎服，每日1剂。

【经验】本方由养阴清肺汤加减，并合入"白虎汤"意，以养阴清肺泻火；酌加茅根、天竺黄、杏仁等清热凉血、化痰止咳。

〔徐轩，陈国丰. 干祖望教授治疗喉源性咳嗽经验［J］. 江苏中医，1993（3）：5〕

# 干祖望：桃红四物汤加减方

【组成】桃仁10g，红花6g，当归10g，生地黄10g，赤芍10g，蝉蜕 6g，干地龙 10g，炙苏子 10g，贝母 10g，桔梗 10g，甘草 3g。

【功效】活血化瘀。

【主治】喉源性咳嗽，适用于瘀血阻滞，津不上承，致咽喉干燥作痒而咳，经久不愈，渴喜温饮，咽喉黏膜慢性充血干燥，咽后壁淋巴滤泡增生。舌有紫气、苔薄，脉细涩。

【用法】水煎服，每日 1 剂。

【经验】喉源性咳嗽有血瘀见症者，当化其瘀。

〔徐轩，陈国丰.干祖望教授治疗喉源性咳嗽经验［J］.江苏中医，1993（3）：5〕

# 干祖望：玉女煎加味方

【组成】生地黄 10g，熟地黄 10g，生石膏 30g，麦冬 10g，牛膝 15g（盐水炒），芦根 30g，沙参 10g，杏仁 10g，马勃 6g。

【功效】清胃泻火，滋补肾阴。

【主治】喉源性咳嗽证属胃火肾虚者。症见喉痒作咳频频，咳而不爽，无痰，咽干求饮，喜凉。伴口哕泛恶，偶或齿松齿衄，尿黄便干，舌红，苔薄黄，脉滑实。咽后壁淋巴滤泡散在性增生，小血管扩张暴露色深红，局部呈红艳型重度充血。

【用法】水煎服，每日 1 剂。

【经验】慢性咽喉炎患者，平素多嗜辛、辣、煎、炒、烟、酒之品，致使胃火旺盛，上熏于肺则肺胃蕴热，下灼于肾则肾阴亏损，张介宾称为"少阴不足，阳明有余"之证。治宜补少阴不足，泻阳明有余，取清胃补肾法代表方玉女煎治疗，加马勃引药入咽。

〔万文蓉.干祖望辨治喉源性咳嗽经验探要［J］.北京中医，2000（5）：6-7〕

# 干祖望：增液汤加味方

【组成】生地黄10g，麦冬10g，玄参10g，沙参10g，桔梗10g，甘草3g。

【功效】滋阴润燥，濡养咽喉。

【主治】喉源性咳嗽证属津液亏损者，症见喉痒不舒，作咳频频，咽干钝痛，饮水得解，自觉咽喉部有异物感。伴鼻干目涩，皮肤干燥，大便干结，舌红有裂纹，苔薄，脉细或平。咽后壁淋巴滤泡轻度散在性增生，局部轻微充血，黏膜表面干而发亮。

【用法】水煎服，每日1剂。

【经验】本型多因热病后期调养不当或恣嗜无度，导致津液亏耗，咽喉失去濡润而致。故用增液汤加味以滋阴润燥，濡养咽喉。

〔万文蓉.干祖望辨治喉源性咳嗽经验探要［J］.北京中医，2000（5）：6-7〕

# 干祖望：参苓白术散加减方

【组成】太子参10g，白术10g，茯苓10g，白扁豆10g，山药15g，百合10g，杏仁10g，陈皮6g，升麻10g，桔梗10g，甘草3g。

【功效】健脾补中，培土生金。

【主治】喉源性咳嗽证属脾衰土弱者。症见喉痒作咳，咽干多饮求润，自觉咽喉部有痰附着，频频清嗓，咳痰得爽。伴时感胸闷脘痞，神疲乏力，便溏或干而不爽，舌淡胖，苔白腻，脉濡细。咽后壁淋巴滤泡呈团块状增生，局部呈晦暗型充血。

【用法】水煎服，每日 1 剂。

【经验】本型是由于中焦脾土衰弱，运化无权，精微难生，清阳不升，津不上承，不能濡养咽喉而致，王肯堂称之为"坤德失其厚载"。故采取擒贼擒王、射人射马之法，从脾论治。参苓白术散或补中益气汤均能培土生金，金旺则水来。

〔万文蓉．干祖望辨治喉源性咳嗽经验探要〔J〕．北京中医，2000（5）：6-7〕

# 干祖望：香砂六君子汤加减方

【组成】太子参 10g，白术 10g，茯苓 10g，陈皮 6g，姜半夏 6g，杏仁 10g，桔梗 6g，苏子 10g，甘草 3g，木香 6g，砂仁 6g。

【功效】益气健脾，行气化痰。

【主治】喉源性咳嗽证属脾胃气虚，痰阻气滞者。症见咽部不舒，如黏痰附着咽壁，常想清除而出现清嗓样咳嗽者。

【用法】水煎服，每日 1 剂。

【经验】本型是由于脾土衰弱，运化无权，水湿内停，气滞痰阻而致。方中太子参补气益脾，养阴生津，白术、茯苓健脾益气，燥湿利水，甘草调五脏。然拨乱反正，必举行气之品以辅之，则补而不滞，故加陈皮以利肺金之逆气，半夏以疏脾土之湿气，则痰饮自除。加木香以行三焦之滞气，砂仁以通脾肾之元气，杏仁祛痰止咳，桔梗祛痰、利咽、宣肺，苏子除痰降气，止咳定喘。全方共奏益气健脾、行气化痰之效。

〔陈亦江.江苏当代名中医临证精萃〔M〕.南京：江苏科学技术出版社，2013：64〕

# 干祖望：脱敏汤

【组成】紫草10g，茜草10g，墨旱莲10g，蝉蜕3g，干地龙10g。

【功效】凉血疏风，脱敏止嚏。

【主治】作为一般过敏性鼻炎的常用方。对重症及病证复杂者，力不能及。

【用法】水煎服，每日1剂。

【经验】方中茜草凉无病之营，活已伤之血。紫草活血凉血，止一切瘙痒。墨旱莲活血解毒。三草之作用，仅仅以凉血为主，充其量还可制止鼻中作痒。蝉蜕疏风，地龙镇静，俱有良好的脱敏作用。

〔干祖望.干祖望医书三种（医话选粹、临床经验文选、新医医病书）〔M〕.济南：山东科学技术出版社，2008：249-250〕

# 干祖望：桑菊饮加减方

【组成】桑叶6g，菊花9g，芦根30g，荆芥炭6g，金银花15g，天竺黄 6g，杏仁 10g，川贝母 10g，桔梗 6g。

【功效】轻清轻养。

【主治】咳嗽证属风热袭肺兼阴虚者。症见素有咽炎，咽干喜饮，感冒后咽痒即咳，清嗓频作。咽峡部弥漫性充血，小血管扩张。舌苔腻，脉细。

【用法】水煎服，每日 1 剂。

【经验】干老在治疗咽喉病中，对邪在肺卫者，常用桑菊饮治之，意在轻清之剂，祛邪而不伤正，以缓剂激发人体正气，促进生机以排除病邪，尤适用于邪气不盛或正气虚衰时。干老认为，若年老津枯，遇风热之邪则干涩倍增，故咳，虽有浮邪，过表则阴津更亏，理应滋养，又恐恋邪，故用轻清轻养之法，祛邪而不伤正。

〔邵健民.干祖望治疗耳鼻喉病经验拾零［J］.山东中医杂志，1991，10（1）：37-38〕


# 王　琦：桂枝汤加减方


【组成】桂枝 6g，生姜 9g，苏叶 10g，杏仁 6g，薏苡仁 15g，甘草 6g，大枣 9g。

【功效】辛温宣肺。

【主治】咳嗽证属风寒犯肺者。症见外感初起，咳嗽形寒，痰白清稀，或有恶寒发热，或有头痛，苔薄白，脉浮等。

【用法】水煎服，每日 1 剂。

【经验】此证为风寒外束所致，故以辛温宣肺为法，但宜辛温不宜大热，过热则伤阴化燥，反伤肺气。因肺主宣降，故用药亦宜宣中有降，顺应肺的功能特点，使肺恢复其宣降之常。药用桂枝、生姜、苏叶宣肺散寒，辛温而不燥烈；杏仁、薏苡仁降气化痰止咳；甘草既能化痰止咳，又能合生姜、大枣调护脾胃，调和营卫。诸药相合，宣中有降，温而不燥，正对病的。痰多者加茯苓、橘红，痰稠者加玉竹、瓜蒌仁，口渴者加天花粉以生津止渴。

〔李民浩.外感咳嗽理论探讨与桑菊饮应用体会［D］.北京：北京中医药大学，2007〕

# 王　琦：风温犯肺咳嗽方

【组成】桑叶 10g，薄荷 10g，连翘 10g，杏仁 6g，浙贝母 10g，通草 6g，芦根 9g，桔梗 10g，甘草 6g。

【功效】辛凉肃肺。

【主治】咳嗽证属风温犯肺者。症见：咳嗽频剧，或为呛咳，痰黏稠，咳痰不爽，或有咽痛，或伴发热头胀，苔薄黄，脉浮数等。

【用法】水煎服，每日 1 剂。

【经验】风温犯肺，肺失清肃，故见咳嗽、咽痛等症。治宜辛以疏散，凉以清肃。因肺为娇脏，不耐寒热，辛散太过则耗肺气，寒凉厚重则遏邪气。故宜辛凉轻清，宣透邪热。药用桑叶、薄荷、连翘疏风清热，杏仁、浙贝母、桔梗肃肺化痰，芦根、通草清泄肺气，甘草化痰止咳，调和诸药。诸药相合，清中有透，透中寓清，治上不犯中下。如肺热甚而发热者，加桑白皮、地骨皮、黄芩、木通以清热；咽痛者加射干；痰不易咳出者加天花粉、沙参润肺化痰；痰多者加薏苡仁除湿化痰。

〔李民浩.外感咳嗽理论探讨与桑菊饮应用体会［D］.北京：北京中医药大学，2007〕

# 王　琦：风温化燥咳嗽方

【组成】桑叶 10g，玉竹 10g，沙参 10g，杏仁 6g，薏苡仁 15g，生甘草 6g。

【功效】辛凉清透，润肺止咳。

【主治】外感咳嗽风温化燥证。症见喉咙咳嗽，咳痰不爽，痰少而黏，或干咳夜甚，或伴纳少便秘，舌苔薄干，脉细数等。

【用法】水煎服，每日 1 剂。

【经验】因风温化燥，阴津已伤，故用辛凉清透肺热，甘凉养阴清热润肺。药用桑叶疏散风热，玉竹、沙参养阴清热，润肺化痰，杏仁、薏苡仁降气化痰，生甘草利咽和中。诸药相合，辛而不燥，凉而不苦，滋而不腻，颇值得师法。

〔李民浩.外感咳嗽理论探讨与桑菊饮应用体会［D］.北京：北京中医药大学，2007〕

# 王　琦：气分郁热咳嗽方

【组成】桑叶 10g，连翘 10g，石膏 20g，杏仁 6g，郁金 10g，栀子 6g，瓜蒌皮 10g，薏苡仁 15g，炙甘草 6g。

【功效】清泄肺热，化痰止咳。

【主治】气分郁热所致的咳嗽。症见咳嗽发热，面赤口渴，痰黄溺赤，苔黄，脉数等。

【用法】水煎服，每日 1 剂。

【经验】所用药物实化裁于麻杏石甘汤。用桑叶（或配苏叶、淡豆豉）代麻黄疏散郁热，连翘、栀子、郁金合石膏清泄肺热，瓜蒌、薏苡仁合杏仁降气化痰，药物味数虽多，但仍合乎麻杏石甘汤的寓意。

〔李民浩.外感咳嗽理论探讨与桑菊饮应用体会［D］.北京：北京中医药大学，2007〕

# 王 琦：暑热犯肺咳嗽方

【组成】竹叶 12g，滑石 10g，连翘 10g，丝瓜叶 10g，天花粉 12g，杏仁 6g，生甘草 6g。

【功效】清暑祛热。

【主治】外感咳嗽暑热犯肺证。症见夏季咳嗽发热，面赤口渴，汗出尿赤，舌红苔黄，脉数等。

【用法】水煎服，每日 1 剂。

【经验】无形暑热犯肺，肺失肃降故咳，用轻清之剂以治上，大忌发散。药用竹叶、滑石、连翘清泄暑热，丝瓜叶清肺化痰止咳，天花粉清热生津止渴，杏仁、生甘草止咳化痰，泻火解毒。火热内伏甚者，常加黄芩、地骨皮；火湿者常加通草、薏苡仁；气分热盛，高热不退者改用白虎加桂枝汤配玉竹、麦冬以获效。

〔李民浩.外感咳嗽理论探讨与桑菊饮应用体会［D］.北京：北京中医药大学，2007〕

# 王　琦：湿热犯肺咳嗽方

【组成】芦根 15g，滑石 10g，薏苡仁 15g，通草 6g，天花粉 12g，杏仁 6g，绿豆衣 10g。

【功效】清化湿热。

【主治】外感咳嗽湿热犯肺证。症见咳嗽日久不愈，痰黄量多，身热不扬，身重胸痞，苔黄，脉濡数等。

【用法】水煎服，每日 1 剂。

【经验】《内经》云："秋伤于湿，上逆而咳。"此证常因外感湿热或痰湿郁久化热所致。因湿性黏滞，湿热互结，故病缠绵难愈。药用滑石、薏苡仁、通草清热利湿；芦根、天花粉清肺泄热；杏仁宣降肺气，使湿随气化；绿豆衣清透湿中之热，诸药合用，清热而不苦燥，化湿而不温燥，使热随湿化、痰随湿除。

〔李民浩. 外感咳嗽理论探讨与桑菊饮应用体会［D］. 北京：北京中医药大学，2007〕

# 王　琦：燥热犯肺咳嗽方

【组成】桑叶 10g，连翘 10g，杏仁 6g，沙参 10g，天花粉 12g，石膏 20g，玉竹 10g，枇杷叶 15g，芦根 15g。

【功效】清肺润燥。

【主治】外感咳嗽燥热犯肺证。症见初秋咳嗽，痰少而黏或呛咳，口干鼻干，或伴发热口渴，舌苔薄干，脉数等。

【用法】水煎服，每日1剂。

【经验】药用桑叶、连翘辛凉清透肺卫燥热，沙参、玉竹养阴润燥，石膏、芦根、天花粉清泄肺热而不伤阴，杏仁、枇杷叶肃肺降气止咳。诸药合用，轻清凉润，祛邪而不伤正。热邪偏盛者，常加桑白皮、滑石、地骨皮；痰黏难咳者，常加川贝母、瓜蒌仁。如邪少虚多，则改用滋阴法。

〔李民浩.外感咳嗽理论探讨与桑菊饮应用体会[D].北京：北京中医药大学，2007〕

# 王　琦：肺胃阴虚咳嗽方

【组成】麦冬10g，沙参10g，石斛15g，玉竹10g，茯苓15g，白扁豆15g，人参3g，粳米15g，甘草6g。

【功效】甘凉润肺。

【主治】外感咳嗽肺胃阴虚证。症见久咳不愈，干咳无痰或痰少而黏，口干咽燥，纳少便秘，舌红少津，脉细数等。

【用法】水煎服，每日1剂。

【经验】药用沙参、麦冬、玉竹、石斛滋养肺胃之阴，人参、茯苓、扁豆、粳米、甘草益气醒脾和胃。诸药相合，培土生金，补而不滞。

〔李民浩.外感咳嗽理论探讨与桑菊饮应用体会[D].北京：北京中医药大学，2007〕

# 王　琦：桑菊饮加减

【组成】桑叶 10g，菊花 10g，薄荷 10g，桔梗 10g，杏仁 6g，甘草 6g，前胡 10g，板蓝根 10g，黄芩 10g，桑白皮 15g。

【功效】疏风清热，宣肺止咳。

【主治】以咳嗽为主要症状的外感病（相当于西医的上呼吸道感染）。

【用法】水煎服，每日 1 剂。

【经验】桑菊饮多用于治疗感冒及风热咳嗽，药性为辛凉之轻剂，治咳以干咳为多，尤其喉源性咳嗽。本方由桑菊饮去连翘、芦根，加前胡、板蓝根、黄芩、桑白皮组成。方中桑叶清透肺络之热，菊花清散上焦风热，薄荷辛凉，助桑、菊散上焦风热，桔梗、杏仁，一升一降，解肌肃肺以止咳，前胡清热化痰，板蓝根清热解毒利咽，黄芩、桑白皮清肺热，甘草调和诸药。诸药配合，有疏风清热、宣肺止咳之功。但药轻力薄，若邪盛病重者，可加减：如咽喉肿痛加牛蒡子、玄参；咽喉有不舒适感（咽痒）加木蝴蝶、锦灯笼、青果；发热重加金银花、连翘；口渴及口干重加芦根、南沙参；痰热加知母、贝母、枇杷叶；咳嗽重加百部、紫菀；肝火犯肺加黛蛤散；营分热重加青蒿、丝瓜络（透营转气法）；胸闷时加黄连、全瓜蒌；苔厚腻时加苍术、白术、佩兰等。风热重时，桑菊饮合银翘散；风寒为主，桑菊饮合荆防败毒散；表证不重或表证已解但咳嗽时，用桑菊饮合止嗽散；表热传里，肺失宣肃时用桑菊饮合麻杏石甘汤。外感后期，大部分表证已解或仅有咳嗽、咽喉肿痛（咽喉部不舒适感或咽痒）等症状时，以桑菊饮合沙参麦冬汤；若以咽喉部症状为主时，常用桑菊饮合玄麦甘桔汤。桑菊饮起效快则2天，慢则5天。偶尔药效迟一些，需2周左右。大部分情况，服用桑菊饮1～2周后咳嗽即明显好转，但为了祛除病根，有时需继续服用。部分患者如教师或促销员等由于工作性质本身有慢性咽炎者，治疗时应在桑菊饮中加利咽消肿（玄参、木蝴蝶、锦灯笼、青果等）药物，这样效果会更佳。

〔李民浩.外感咳嗽理论探讨与桑菊饮应用体会［D］.北京：北京中医药大学，2007〕

# 刘志明：痰湿夹热咳嗽方

【组成】麻黄6g，杏仁9g，生石膏18g，瓜蒌15g，橘红9g，黄芩9g，半夏9g，苏子9g，苏叶9g，白芥子6g，莱菔子9g，川厚朴12g，苇茎24g，薏苡仁15g，甘草6g。

【功效】清热化痰，宣肺畅中。

【主治】咳嗽之痰湿夹热证。症见咳嗽较甚，喉中痰鸣，低热，头晕，胸闷不饥，口干饮水不多，大便不成形，解之不爽；舌质淡红，苔薄黄略腻，脉弦细滑。

【用法】水煎服，每日1剂。

【经验】刘老认为湿热壅肺致咳，在历代医家的著作中有所论述，但是详论者较少。根据临床观察，外感湿热之邪袭肺，或外感之湿与内蕴之热相合，或脾胃之热上犯于肺，或因肺脏本身病变而导致停湿蕴热，都可以形成湿热蕴肺之咳。湿热之邪往往留恋不去。

肺失治节则不能通调水道、下输膀胱，从而湿热蕴阻；脾失传输则聚湿酿热生痰；肾阴虚生热，熏灼津液，可因虚而致实，继发湿热痰浊之证。而咳嗽虽不独在肺，但又不离乎肺，故病虽久，对于上焦湿热，仍不可忽视。因此对于久病咳嗽，不仅要注意正气虚，还要注意有无湿热之邪存在，不可不查虚实，一见病久，便概投补益之剂，而犯"实实"之诫。

　　清化上焦湿热、宣通肺气是治疗本证的重要法则，刘老临床习惯用麻杏石甘汤合千金苇茎汤加减，酌加白茅根、黄芩、川贝、瓜蒌等。苇茎甘寒，可清可利；生薏苡仁甘淡微寒，利湿健脾，以杜绝湿热之源；黄芩苦寒，苦能燥湿，寒可清热，为治疗上焦湿热之要药。而湿热两感之病，又必须先通利气机，使气水两畅，则湿从水化，热从气化，湿热无所凝结。因此用清热祛湿法时，用药组方应重视升降匹配，宣畅肺气。如常用药物中的麻黄、杏仁、苏子、苏叶、前胡、川厚朴等均具有宣降理气的作用。气机调畅则水湿得去，湿去热孤，咳嗽自得缓解。

〔刘如秀.刘志明医案精解［M］.北京：人民卫生出版社，2010：92-93〕

# 刘志明：千金苇茎汤加减方

【组成】苇茎 18g，杏仁 12g，鱼腥草 18g，蒲公英 18g，前胡 9g，黄芩 9g，苏叶 6g。

【功效】清化痰热，宣肺止咳。

【主治】咳嗽之痰热阻肺证。症见咳嗽，咳痰黏稠色黄，咳之不出，胸闷气急，头胀痛，发热，纳差，眠可，小便可，大便干燥；舌质红，苔黄腻，脉弦细数。体温高，双下肺少量湿啰音。理化检查：白细胞及中性粒细胞升高；胸片示两肺纹理增粗。

【用法】水煎服，每日1剂。

【经验】本证一般因风寒诱发痰饮宿疾，又因风寒郁闭腠理化热而变，故见身热、痰黏稠、脉数等痰热阻肺之征象，刘老依其多年临床经验认为，若此时单纯止咳，则身热难退；若单纯清热，则咳嗽难平，治疗应以清热化痰、宣肺止咳为主，方以千金苇茎汤加减。方中之苏叶、前胡既能疏散外邪，又能肃降肺气；杏仁化痰止咳；苇茎、鱼腥草长于清化痰热；黄芩、蒲公英清热泻火；诸药相合，痰热得清，肺气得畅，咳嗽乃止。

〔刘如秀.刘志明医案精解［M］.北京：人民卫生出版社，2010：93-94〕

# 刘志明：二母宁嗽汤合桔梗散加减方

【组成】知母12g，浙贝母9g，黄芩12g，鱼腥草24g，麦冬12g，桔梗9g，茯苓9g，山栀子12g，沙参12g，桑白皮9g，百合9g，五味子3g，甘草6g。

【功效】清热解毒，润肺化痰。

【主治】咳嗽之热毒伤阴、痰浊阻肺证。症见起病急骤，病即高热，咳嗽，痰多黏稠色黄，难以咳出，胸闷痛，口干渴，失眠，纳差，大便偏干；舌质红，苔黄腻，脉滑数。

【用法】水煎服，每日1剂。

【经验】起病急骤，病即高热，剧烈咳嗽，咳吐黄痰，苔黄腻，脉滑数。刘老认为此证当为热毒灼伤肺阴、痰浊蕴结、肺失宣降之属；又因其标实为甚，故治以重剂清热解毒、祛痰肃肺。方中黄芩、山栀子、知母清热解毒；鱼腥草清热解毒兼以排痰；贝母、桔梗清肺化痰止咳；茯苓健脾化湿；沙参、麦冬、甘草滋阴清热。疾病后期，热去阴伤，故治疗以润肺为主，用沙参麦冬汤甘寒养阴、润肺生津；加浙贝母化痰；桑白皮泻火；五味子敛肺止咳。

〔刘如秀.刘志明医案精解［M］.北京：人民卫生出版社，2010：94-95〕

# 刘志明：苍朴二陈汤合贝母瓜蒌散加减方

【组成】苍术12g，龙胆草9g，陈皮9g，半夏9g，川贝母6g，瓜蒌15g，苏子9g，杏仁9g，沙参15g，苇茎24g，甘草6g。

【功效】燥湿化痰，降气止咳。

【主治】咳嗽之痰湿蕴肺证。症见咳嗽，痰多质黏不易咳出，胸闷，发热，面红，口干而不欲饮，纳可，眠差，小便如常，大便不成形；舌质淡红，苔薄黄微腻，脉弦细滑。

【用法】水煎服，每日1剂。

【经验】刘老根据肺为娇脏、外合皮毛、开窍于鼻之理论，认为风、寒、暑、湿、燥、火六淫邪气各随其时，或从皮毛而入，或从口鼻而入，皆首先犯肺，壅遏肺气，肺气不得外扬下达，呼吸升降出入之机受阻，咳嗽遂作，表现为咳嗽气逆、胸闷等。此外，刘老认为痰者，本属湿邪，湿性黏滞，若痰、湿交结，则患者往往出现咳痰不爽又兼渴而不欲饮水、大便不成形等症状。虽然如此，然刘老断其病变仍以肺脏为主，故治当以清化上焦痰湿为要。方中苍术、龙胆草、半夏燥湿化痰；陈皮、瓜蒌理气化痰，苏子、杏仁降气止咳，四药相配，调畅肺之气机，气机畅则咳嗽自止；川贝母、沙参、葶苈润肺化痰，以消湿痰之黏腻；甘草调和药性。

〔刘如秀.刘志明医案精解［M］.北京：人民卫生出版社，2010：96-97〕

# 刘志明：苍朴二陈汤合桑白皮汤加减方

【组成】苍术18g，薏苡仁18g，川厚朴12g，橘红9g，半夏9g，桑白皮12g，栀子12g，黄芩9g，知母6g，苏子9g，杏仁9g，沙参15g，桔梗9g，甘草6g。

【功效】燥湿化痰，止咳清热。

【主治】咳嗽之痰湿壅肺、里热渐盛证。症见咳嗽，气粗，喉中痰鸣，痰黄量多无臭味，咽喉痛痒，充血，声音嘶哑，头晕，精神欠佳，胸闷，胁肋胀痛，口干欲饮，食欲减退，大便干，小便黄，舌质淡红，苔薄白微腻，脉弦细滑。两肺呼吸音增粗。

【用法】水煎服，每日1剂。

【经验】痰浊壅阻肺气，肺失清肃，故咳嗽，气粗；湿浊交结于内，则咳痰黏稠，咳吐不爽；痰热郁蒸，热伤肺络，故胸胁胀痛；肺热内郁，津液被伤，则见口干欲饮；肺与大肠相表里，肺中有热，大肠津液亦被灼伤，故大便干结；因此，刘老于此立燥湿化痰、止咳清热一法。方中苍术、半夏燥湿化痰；薏苡仁利湿排痰；川厚朴、橘红理气健脾祛痰；桑白皮、栀子、黄芩、知母清泄肺热，其中桑白皮汤者，《景岳全书》谓其善治肺气不降、痰火作喘也；苏子、杏仁降气止咳；沙参、桔梗、甘草滋养肺阴；诸药相合，则湿去，热去，痰去，咳嗽乃止。

〔刘如秀.刘志明医案精解［M］.北京：人民卫生出版社，2010：97-98〕

# 刘志明：麻杏石甘汤合苏子降气汤加减方

【组成】川贝母 3g，麻黄 6g，杏仁 9g，石膏 15g，苏子 9g，苏叶 9g，半夏 9g，橘红 9g，前胡 9g，黄芩 9g，瓜蒌 9g，白芍 9g，沙参 12g。

【功效】清热宣肺，化痰平喘。

【主治】老年慢性咳喘病，痰浊壅肺、里热渐盛证。症见咳嗽，气逆息粗，咳痰色白质黏，难于咳出，夜间尤甚，气喘不能平卧，精神差，胸闷，气短，咽充血，口微干，喜饮水，眠差，小便色微黄，大便偏干；舌质稍红，苔薄微黄，脉弦滑。

【用法】水煎服，每日 1 剂。

【经验】咳喘与肺肾关系最为密切，在肺者多由风寒束肺，或痰浊阻肺，肺失肃降而喘；在肾者多为下元不足，肾不纳气，气不归根，气逆于上而发喘息，故叶桂有"在肺为实，在肾为虚"之说。本证属老年慢性咳喘病，依其脉症，刘老认为其应属肺肾本虚、风寒引发而成之本虚标实之证，同时认为其治疗当分期而治：发作期当以祛邪为主，缓解期当以滋补为要。本证为咳喘发作期，故以清热宣肺、化痰平喘之剂急治其标，取麻杏石甘汤合苏子降气汤加味，果取捷效。此时，若因老人咳喘，虑其肾、肺气虚，而投补剂，必有敛邪之弊；或攻邪力薄，则难以取效，而延误病机。但如外邪已去，咳喘已平，则宜补肾益肺以治本。

〔刘如秀.刘志明医案精解［M］.北京：人民卫生出版社，2010：98-99〕

# 刘志明：荆防败毒散加减方

【组成】荆芥穗6g，柴胡8g，前胡6g，川贝母9g，杏仁7g，半夏6g，黄芩6g，苏叶6g，沙参9g，苇茎24g，瓜蒌6g，甘草5g。

【功效】疏风散邪，化痰平喘。

【主治】咳嗽之风寒袭表、寒痰阻肺证。症见咳嗽，咳痰色白质稀量多，畏寒，无发热，鼻塞流少量清涕，头微痛，无汗，口唇略红，纳可，眠欠佳，小便色微黄，大便正常；舌质红，苔薄白微黄，脉浮紧。

【用法】水煎服，每日1剂。

【经验】风寒之邪外袭肌表，内郁肺气，肺气失宣，气逆于上，乃发咳嗽；肺气不利，津液运化失司，感寒则凝而为痰，故刘老以疏风散邪、化痰平喘之法治之。方中荆芥、柴胡外散风寒，取穗用之，乃合穗者轻浮走表之意；前胡、杏仁下气平喘；半夏燥湿化痰；此虽为寒痰，然寒邪郁表，未及发散，郁而化热，故少佐川贝母、黄芩以清热化痰；苏叶走表，散邪以平喘咳；沙参补益肺阴；苇茎清热生津；瓜蒌宽胸理气；甘草调和诸药，合而奏功。

〔刘如秀.刘志明医案精解〔M〕.北京：人民卫生出版社，2010：99-100〕

# 刘志明：麻杏石甘汤合银翘散加减方

【组成】麻黄 10g，石膏 30g，细辛 3g，金银花 15g，连翘 12g，防风 8g，蝉蜕 5g，栀子 10g，豆豉 15g，黄芩 10g，黄连 5g，僵蚕 10g，姜黄 10g，酒大黄 8g。

【功效】宣肺解表，清热化痰。

【主治】咳嗽之风寒郁表、痰热壅肺证。症见咳嗽，咳痰，痰色黄，自觉发热，咽喉肿痛，口干，食欲渐退，舌质暗红，苔黄厚腻，脉弦滑。

【用法】水煎服，每日 1 剂。

【经验】《伤寒论·辨太阳病脉证并治中第六》载："发汗后，不可更行桂枝汤。汗出而喘，无大热者，可与麻黄杏仁甘草石膏汤。"《伤寒贯珠集》论曰："发汗后，汗出而喘，无大热者，其邪不在肌腠而入肺中。缘邪气外闭之时，肺中已自发热，发汗之后，其邪不从汗出之表者，必从内而并于肺耳。"《名医方论》也认为"此治寒深入肺，发为喘热也。汗既出矣而喘，是寒邪未尽，若身无大热，则是热壅于肺"。由此可知"麻杏石甘汤"证为外邪化热入里，邪热壅肺之类也；银翘散者，《温病条辨·上焦篇》云"本方谨遵《内经》'风淫于内，治以辛凉，佐以苦甘；热淫于内，治以咸寒，佐以甘苦'之旨……此方之妙，预护其虚，纯然清肃上焦，不犯中下，有轻以去实之功，用之得法，自然奏效"。方中金银花、连翘既有辛凉透邪清热之效，又有芳香辟秽解毒之功；配以防风、蝉蜕疏风，栀子、黄芩、黄连清热，酒大黄一味，一则可通肠腑以泻热，一则借其酒性而助药性上达也。刘老以二方巧妙配合，取效显著。

〔刘如秀.刘志明医案精解［M］.北京：人民卫生出版社，2010：100-101〕

# 刘志明：桑杏汤加减方

【组成】桑叶8g，杏仁10g，浙贝母9g，栀子6g，半夏10g，黄芩12g，黄连5g，生石膏20g，瓜蒌15g，苏叶6g，前胡10g，款冬花9g，桔梗8g。

【功效】清热化痰，宽胸理气。

【主治】咳嗽之痰热蕴肺、肺气失宣证。症见咳嗽，咳痰，痰色黄、质黏量少，难以咳出，咽干，头晕，身热，口干，口不苦，胸闷，上腹胀，月经色暗，纳差，二便正常；舌质红，苔黄腻，脉浮滑。

【用法】水煎服，每日1剂。

【经验】《成方便读》云："燥邪伤上，肺之津液素亏，辛苦温散之法，不可用矣；止宜轻扬解外，凉润清金耳。"方中桑叶轻扬，辛苦而平，善轻解上焦脉络之邪，杏仁苦辛温润，外解风寒，内降肺气，虽用量不大，然实为君药，吴鞠通云"轻药不得重用，重用必过病所"；浙贝母清化痰热，助杏仁止咳化痰，用以为臣；栀子入上焦，清泄肺热；重用石膏以清热，本证虽一派痰火内蕴之象，然此属表象，实为燥邪犯肺之过也，故治当凉以润燥，因此石膏虽重但非君药；黄芩善入上焦，黄连游走中府，以清痰火；半夏化痰，瓜蒌，

《本草纲目》载"润肺燥、降火、治咳嗽、涤痰结";苏叶、前胡,一上一下,一散一收,调气机以平咳喘也;款冬花润肺下气,化痰止咳,桔梗利咽润肺,以润燥邪。

〔刘如秀.刘志明医案精解［M］.北京:人民卫生出版社,2010:104-105〕

# 刘志明:四逆散合杏苏散加减方

【组成】柴胡 10g,赤芍 10g,枳壳 10g,防风 6g,香附 8g,苏叶 8g,杏仁 10g,浙贝母 10g,前胡 10g,蝉蜕 4g,僵蚕 10g,瓜蒌皮 12g,桔梗 8g,甘草 6g,杏仁 10g,连翘 10g,黄芩 10g,夏枯草 10g,百部 10g。

【功效】宣肺理气,清热化痰。

【主治】咳嗽之肺气郁滞、痰热壅肺证。症见咳嗽,以干咳为主,偶有咳痰,痰色微黄质黏,鼻塞,流清涕,身热不甚,咽干,咽痛,口渴,胸胁疼痛,咳唾引痛,纳可,眠可,小便色黄,大便尚可;舌质红,苔薄白微黄,脉弦滑。

【用法】水煎服,每日 1 剂。

【经验】痰热壅肺咳嗽之因,认为不外如下几种情况:或真阴不足,劳伤火动;或肺脾素燥,不慎辛热炙;或思虑恼怒忧愁动火,此三者皆能损伤肺金而成咳嗽。本证痰热壅肺,以致肺气郁滞,而咳嗽不止,治以宣肺理气,方中柴胡虽为肝经用药,然其气味较轻,升而不降,故可发肺气于上,况肝气疏则肺气利也;赤芍虽用以散血中之滞,亦有柔肝理气之意;枳壳、防风、香附、苏叶理气疏风;

杏仁、前胡降气止咳；浙贝母、瓜蒌皮润肺清火；蝉蜕、僵蚕散痰火于外；桔梗润肺利咽，甘草生用既可清热，又可调和诸药。二方合用，加减化裁，而取效显著。

〔刘如秀.刘志明医案精解［M］.北京：人民卫生出版社，2010：105-106〕

# 刘志明：小青龙汤合麻杏石甘汤加味方

【组成】炙麻黄8g，桂枝8g，细辛3g，半夏10g，五味子6g，杏仁10g，干姜6g，石膏20g，黄芩15g，白芍8g，前胡10g，甘草6g。

【功效】温肺化痰，兼清里热。

【主治】咳嗽之寒痰蕴肺、里热渐盛证。症见咳嗽，咳痰，色白微黄，质稀量多，身微热，微汗出，口干，咽干，纳可，眠可，小便微黄，大便尚调；舌质暗红，苔黄白相间，脉弦紧。

【用法】水煎服，每日1剂。

【经验】素有水饮之人，复感外邪，每致表寒引动内饮，《难经·四十九难》云"形寒饮冷则伤肺"，水寒相搏，内外相引，饮动不居，水寒射肺，肺失宣降，故有此证。对此，徒治其饮，则表邪难解；专散表邪，则水饮不除，故刘老以解表与化饮配合，表里同治之。方中麻黄、桂枝为君，发汗散寒以解表邪，况麻黄亦能宣肺气而平喘咳，桂枝化气行水以利内饮之化；干姜、细辛为臣，温肺化饮，且助麻、桂解表祛邪；然素有痰饮之体，脾肺本虚，若纯用辛温发散，恐耗伤肺气，故佐以五味子敛肺止咳、芍药和营养血，二药与辛散之品相配，一散一收，既可增强止咳平喘之功，又可制约诸药辛散温燥太过之弊；杏仁、前胡降气止咳平喘；半夏燥湿化痰，和胃降逆；石膏、黄芩兼清里热，亦为佐药；甘草兼为佐使之药，既可益气和中，又能调和辛散、酸收之品；实乃"治水祛邪，潜隐于波涛之内耳"。

〔刘如秀.刘志明医案精解〔M〕.北京：人民卫生出版社，2010：106-107〕

# 刘志明：厚朴麻黄汤加味方

【组成】厚朴 10g，炙麻黄 10g，石膏 30g，杏仁 10g，半夏 10g，五味子 6g，干姜 5g，细辛 3g，蝉蜕 5g，浮小麦 9g，前胡 10g。

【功效】宣肺化痰，兼清里热。

【主治】咳嗽之痰饮束肺、里热渐盛证。症见咳嗽，咳黄白色黏痰，咽痛，胸闷，胸痛，偶有气喘，汗出多，舌质稍红，苔白腻，根部略黄，切其脉滑数。

【用法】水煎服，每日 1 剂。

【经验】《医门法律》云："若咳而其脉亦浮，则外邪居多，全以外散为主，用法即于小青龙汤中去桂枝、芍药、甘草，加厚朴、石膏、小麦，仍从肺病起见。"咳而上气作声，脉浮者，是属外邪鼓动下焦之水气上逆而成，与桂枝、芍药、甘草和营卫无涉。故加厚朴以降胃气之逆上；加浮小麦以降心气之来乘；麻、杏、石膏仍从肺经以泄热存阴；细辛配半夏深入阴分，祛散水寒；干姜合五味子摄太阳而监制其逆；一举而泄热下气，散邪固本，肺经清肃之令自行也。

〔刘如秀.刘志明医案精解〔M〕.北京：人民卫生出版社，2010：107-108〕

# 刘志明：沙参麦冬汤合杏苏散加减方

【组成】北沙参15g，麦冬9g，荆芥穗12g，防风9g，款冬花12g，川贝母6g，炙麻黄6g，苏子9g，半夏9g，桔梗9g，黄芩9g，杏仁6g，瓜蒌12g，甘草6g。

【功效】滋阴润燥，化痰止咳。

【主治】咳嗽之阴虚内燥证。症见干咳，咳甚则略感胸痛，少痰，痰黏难咳，皮肤干燥，鼻燥咽干，喑哑，口苦，纳差，小便色黄，大便偏干；舌质红，苔薄黄，脉弦细。

【用法】水煎服，每日1剂。

【经验】病由素体阴虚，肺窍失于濡养，肺气不利所致。人之四肢、百骸、诸窍，皆赖阴精濡养；若其素体阴虚，在肺则可见咳痰、痰质黏腻、咳出不爽等；在表则可见肌肤干燥等；在五官则可见鼻燥、口干、咽干等；在下则可见小便色黄、大便干燥等。对于此类患者，刘老常以滋阴润燥之法以治其本；本证之兼咳嗽者，单纯滋阴难以取效，故加以化痰止咳之法。方中沙参、麦冬、川贝母、款冬花、桔梗滋肺阴、润肺燥、化燥痰；苏子、杏仁调肺气、止咳嗽；麻黄、荆芥穗、防风开腠理、通肺气、调畅气机；半夏降逆；黄芩清热；瓜蒌畅中；甘草调和诸药。

〔刘如秀.刘志明医案精解〔M〕.北京：人民卫生出版社，2010：108-110〕

# 刘志明：肺泡癌气阴两虚夹实方

【组成】黄芪 18g，当归 9g，太子参 12g，北沙参 21g，白芍 9g，苇茎 24g，半夏 9g，枳壳 9g，黄芩 9g，川贝母 6g，甘草 6g，白花蛇舌草 21g，全瓜蒌 15g，柴胡 9g，云茯苓 12g，制乳香 1g（研末冲服），制没药 1g（研末冲服）。

【功效】益气养阴，清肺化痰。

【主治】肺泡癌术后证属气阴两虚，虚实夹杂，肺失肃降，症见咳嗽，咯血，咳痰，胸痛，食欲减退，睡眠不佳，卧床不起，形体消瘦，精神萎靡，面色晦暗，语声低微；舌质淡，舌苔白而微黄，脉沉细无力者。

【用法】水煎服，每日 1 剂。

【经验】《济生方》云：“息贲之状，在右胁下，覆大如杯，喘息奔溢是为肺积，诊其脉浮而毛，其色白，其病气逆，背痛少气，喜忘目瞑，肤寒，皮中时痛，或如虱喙，或如针刺。”故肺癌属中医“肺积”范畴，“肺积”一证主因正气虚损，阴阳失调，六淫之邪气乘虚入肺，致肺气郁闭，宣降失司，气机不利，聚津为痰，痰凝气滞，日久形成肺部积块。正气不足，脾胃虚弱，外邪易袭肺，肺失宣降，痰凝于肺部故成肺积。本证仍以正气亏损为主，肺气虚故见咳嗽咳痰，气虚故见乏力、精神萎靡、语声低微。治以益气养阴为主，辅以宣肺化痰，并少佐解毒消癥等攻邪之药。方中太子参、生黄芪、当归、甘草健脾益气生血、扶助正气；黄芩、半夏、苇茎、川贝母、白芍、北沙参宣肺祛痰、滋阴止咳；柴胡、白芍、枳壳、云茯苓透邪解郁、疏肝理脾，并培补后天之本；瓜蒌、白花蛇舌草软坚活络、解毒消癥；乳香、没药活血止痛消积。诸药合用，共奏益气养阴、化痰止咳、清热解毒、消癥散结之功。本方攻补兼施，使扶正不助邪，祛邪不伤正。

〔刘如秀.刘志明医案精解［M］.北京：人民卫生出版社，2010：388-390〕

# 刘祖贻：苏杏止咳汤加减方

【组成】苏叶10g，防风10g，杏仁9g，前胡10g，重楼15g，矮地茶15g，薄荷5g，甘草7g。

【功效】宣肺散寒，止咳化痰。

【主治】咳嗽之风寒束肺证。症见咳嗽频，咳痰白，咽痒或痛，恶寒，全身酸楚，无汗，鼻塞，流清涕；舌淡红，苔薄白而润，脉浮紧或浮数。

【用法】水煎服，每日1剂，早晚分服。

【经验】外感咳嗽，为邪气壅肺，多为实证，故以祛邪利肺为治疗原则；内伤咳嗽，多属邪实正虚，根据病邪为"痰"与"火"，以祛邪扶正、标本兼顾为治疗原则；正虚则养阴或益气为宜，又应分清虚实主次处理。咳嗽的治疗，除直接治肺外，还应从整体出发，注意治脾、治肝、治肾等。内伤咳嗽应防宣散伤正，注意调理脏腑，顾护正气。

苏叶解散表寒，开宣肺卫，为治风寒在表之要药；杏仁化痰肃肺，止咳下气，共为方中君药。防风散寒、祛风湿而止痛，为风中之润剂，助苏叶以解表邪；前胡、矮地茶助杏仁肃肺化痰，止咳清热；刘老认为，感冒、外感咳嗽均系邪毒为患，宜早用清解毒邪之品，以防止传变，故入重楼；上四药共为臣药。薄荷清宣上窍，通利鼻咽，为佐药。甘草调和诸药，为使药。全方寒温并用，既温散表寒，又清解毒邪，力除邪毒于肺卫之表，则咳嗽可速止，无入里之虞。

咽痛者，加马勃、射干；咽痒者，加蝉蜕；口干，苔薄干，有化热之象者，加连翘、金银花；痰黏难出者，加川贝母、瓜蒌仁；恶寒，身体酸痛，加荆芥；感冒新起，咳嗽甚者，去苏叶，加麻黄；鼻塞声重者，加辛夷。

〔卜献春，刘芳.刘祖贻临证精华［M］.北京：人民卫生出版社，2013：89-90〕

# 刘祖贻：银蚤宣肺汤

【组成】金银花10g，重楼10g，鱼腥草30g，苏叶7g，薄荷10g，蝉蜕10g，前胡10g，百部10g，桔梗10g，紫菀10g，杏仁10g，甘草5g。

【功效】疏风散热。

【主治】咳嗽之风热犯肺证。症见咳嗽痰少而黏，色白或黄，咽痒或痛，口干；舌尖红，苔薄或薄黄，脉浮滑数。

【用法】水煎服，每日1剂。

【经验】咳痰多者，加法半夏、矮地茶；容易感冒者，加黄芪。

〔卜献春，刘芳．刘祖贻临证精华［M］．北京：人民卫生出版社，2013：90〕

## 刘祖贻：新加香薷饮加减方

【组成】香薷10g，厚朴10g，金银花10g，连翘12g，薄荷10g，苏叶7g，杏仁10g，法半夏10g，矮地茶15g。

【功效】清暑化痰。

【主治】咳嗽之暑邪犯肺证。症见暑月咳嗽，痰多，恶寒身痛，全身困倦，纳食少，小便黄；舌苔黄腻，脉浮细滑。

【用法】水煎服，每日1剂。

【经验】身痛明显者，加羌活、独活；口干渴者，加沙参、麦冬。

〔卜献春，刘芳．刘祖贻临证精华［M］．北京：人民卫生出版社，2013：90〕

## 刘祖贻：桑杏汤加减方

【组成】桑叶10g，杏仁10g，浙贝母10g，沙参10g，薄荷10g，金银花12g，女贞子10g，佛手10g，甘草5g。

【功效】清燥化痰。

【主治】咳嗽之温燥犯肺证。症见秋季咳嗽，痰少而黏，口鼻干燥，大便干结；舌红，苔少，脉浮细数。

【用法】水煎服，每日1剂。

【经验】若痰多者，加矮地茶、桔梗；纳食减少者，加麦芽、山楂。

〔卜献春，刘芳.刘祖贻临证精华［M］.北京：人民卫生出版社，2013：90-91〕

# 刘祖贻：茶蒌清肺汤加减方

【组成】矮地茶 15g，全瓜蒌 10g，重楼 10g，金银花 15g，薄荷 10g，蝉蜕 10g，百部 10g，桔梗 10g，甘草 5g。

【功效】清热化痰。

【主治】咳嗽之痰热壅肺证。症见咳嗽气促，痰黄稠而量多，胸闷，口干或苦；舌红，苔黄，脉滑数。

【用法】水煎服，每日 1 剂。

【经验】胸部憋闷者，加冬瓜子、旋覆花；气促不能平卧者，加葶苈子；口干渴者，加芦根、沙参。

〔卜献春，刘芳.刘祖贻临证精华［M］.北京：人民卫生出版社，2013：91〕

# 刘祖贻：自拟柴郁清肺汤加减方

【组成】柴胡 10g，郁金 10g，佛手 10g，桑叶 10g，薄荷 10g，蝉蜕 10g，重楼 10g，金银花 15g，鱼腥草 30g，甘草 5g。

【功效】疏肝清肺。

【主治】咳嗽之肝郁肺热证。症见胸脘闷胀时痛，嗳气，咽中异物感，咳痰黄稠，口干口苦，大便偏干；舌红，苔黄，脉弦数。

【用法】水煎服，每日1剂。

【经验】胸脘满闷者，加旋覆花、降香；胃脘灼痛者，加酒川楝子、蒲公英；纳食减少者，加麦芽、谷芽；泛吐酸水者，加海螵蛸。

〔卜献春，刘芳.刘祖贻临证精华［M］.北京：人民卫生出版社，2013：91〕

# 刘祖贻：芪苏宣肺汤加减方

【组成】黄芪30g，党参10g，苏叶7g，前胡10g，杏仁10g，桔梗10g，旋覆花10g，茯苓15g，炒麦芽30g，甘草6g。

【功效】益气健脾，化痰止咳。

【主治】咳嗽之脾虚痰壅证。症见咳嗽日久，咳痰质稀，动则气短，受凉后加重，或咽部不适而咳，口中和，纳食少，大便偏溏，舌质淡，苔薄白，脉细滑。常见于慢性支气管炎慢性迁延期、慢性咳嗽、慢性肺炎等。

【用法】水煎服，每日1剂，早晚分服。

【经验】脾司水液运化，脾虚失运，则水液不得运化，致痰饮停肺，肺失宣肃，故而咳嗽；复因肺脾气虚，祛痰无力，且卫外无功，每受寒邪，故久咳难愈。治宜健脾理肺为法。方中黄芪、党参补益肺脾之气，苏叶宣肺散寒止咳，共为君药。前胡、杏仁、桔梗肃肺化痰；旋覆花、茯苓健脾和胃，利湿祛饮，共为臣药。炒麦芽消导助化，与茯苓相伍，助运化、消导之功，使痰饮无由而生，为佐药。

甘草与桔梗配，可利咽化痰，又能调和诸药，为使药。诸药协同，使脾胃健运，则卫气盛，痰饮消，咳嗽自止，为补土生金之妙法。

痰量多者，加矮地茶、法半夏；胸闷者，加丹参、瓜蒌皮；大便稀溏者，加炒白术、山药。

〔卜献春，刘芳．刘祖贻临证精华［M］．北京：人民卫生出版社，2013：91，136–137〕

# 刘祖贻：自拟养阴肃肺汤

【组成】沙参 10g，石斛 10g，麦冬 10g，玉竹 10g，百部 10g，旋覆花 10g，款冬花 10g，紫菀 10g，佛手 10g，甘草 5g。

【功效】养阴降逆。

【主治】咳嗽之肺胃阴虚证。症见咳嗽气促，无痰或痰少，胸脘满闷或胀痛，或伴呃逆；舌淡红，苔少，脉细弦。

【用法】水煎服，每日 1 剂。

【经验】本证乃肺胃阴虚气逆所致，故用沙参、麦冬、石斛、玉竹养阴润燥，旋覆花、佛手理气降逆，百部、紫菀、款冬花润肺止咳，甘草调和诸药。咽痒而痛者，加浙贝母、木蝴蝶；咳痰多者，加法半夏、矮地茶；纳食少者，加谷芽、麦芽；大便干结者，加女贞子、瓜蒌仁。

〔卜献春，刘芳．刘祖贻临证精华［M］．北京：人民卫生出版社，2013：91–92〕

# 刘祖贻：七味都气丸加减方

【组成】熟地黄 20g，山茱萸 10g，山药 30g，泽泻 10g，茯苓 10g，五味子 10g，法半夏 10g，紫菀 10g，矮地茶 10g，桔梗 10g，甘草 5g。

【功效】补肾益肺。

【主治】咳嗽之肺肾两虚证。症见咳嗽痰白，气促，活动后尤甚，口不干苦，纳食可，大便正常，小便量多，腰酸足软；舌红，苔少，脉细数。

【用法】水煎服，每日 1 剂。

【经验】本证乃肺肾两虚所致，故用七味都气丸滋补肺肾，加法半夏、矮地茶、桔梗化痰止咳，紫菀润肺，甘草调和诸药。胸闷者，加砂仁、桑白皮。

〔卜献春，刘芳．刘祖贻临证精华［M］．北京：人民卫生出版社，2013：92〕

# 刘祖贻：支原体肺炎方

【组成】黄芪 30g，防风 10g，白芷 10g，紫苏叶 10g，桂枝 8g，白芍 10g，白术 10g，矮地茶 20g，川贝母 10g，苦杏仁 10g，射干 10g，麦芽 30g，陈皮 6g，生姜 10g，大枣 10g。

【功效】益气化痰，宣肺止咳，调和营卫。

【主治】咳嗽之气虚痰阻、营卫不和证，多见于肺部支原体感染。症见咳嗽，咳痰质黏，量少；神疲乏力，汗多，怕冷，时喷嚏，有时胃脘不适，口稍干，有时痰鸣气粗；舌暗淡，苔白厚腻，脉滑。

【用法】水煎服，每日 1 剂。

【经验】久咳不愈者应该到医院做有关检查，如肺部 X 线片、血常规等，用常规抗菌、抗病毒治疗无效时，应考虑做进一步检查，如痰培养、血支原体检查等。病久虽有虚象，但当表证仍在时，仍可用祛风解表、调和营卫之品。虚实夹杂之证，故既解表调和营卫，又宣肺止咳化痰，同时益气健脾，既可绝痰饮之源，又可增强正气，以祛邪外出。

〔卜献春，刘芳.刘祖贻临证精华［M］.北京：人民卫生出版社，2013：247〕

# 刘祖贻：养阴生津汤

【组成】金银花 10 ～ 28g，石膏 20 ～ 50g，柴胡、杏仁、桔梗、麦冬、生地黄、菊花各 13g，黄芩、芦根、桑白皮各 11g，大黄、薄荷、甘草各 6g，炙麻黄 3 ～ 6g。

【功效】清热解表，润肺止咳。

【主治】肺热阴虚之久咳。

【用法】水煎服，每日 200mL，分 2 ～ 3 次服，7 日为 1 个疗程。

【经验】中医认为肺热咳嗽多因正气内虚，脏腑阴阳失调，感受六淫邪气，肺失肃降所致。方中金银花、柴胡、黄芩、石膏、大黄清肺热、泻肺火；芦根、麦冬、生地黄生津清热，益胃养阴；炙麻黄、杏仁、桑白皮、桔梗、甘草止咳宣肺；菊花、薄荷清热疏风；芦根、桔梗引药上行；柴胡、黄芩和解少阳。诸药共奏辛凉解表、清泄肺热、止咳宣肺、生津养阴之功效。

〔赵国东.呼吸病药方大全·解密防治呼吸病的常见药方［M］.武汉：湖北科学技术出版社，2014：45-46〕

# 刘祖贻：瘀毒内结肺癌方

【组成】臭牡丹60g，白花蛇舌草60g，丹参15g，延胡索10g，重楼30g，山楂15g，神曲10g，陈皮6g，矮地茶30g，火麻仁10g，西洋参6g（蒸兑），川贝母6g（研末冲服），麦冬10g，鱼腥草30g，枸杞子12g。

【功效】清热解毒，祛瘀散结，益气养阴，健胃消食。

【主治】咳嗽之瘀毒内结、气阴亏虚证，多见于肺癌。症见咳嗽少痰、口干苦，加重并见胸闷痛、纳差、乏力、便干。舌暗红，边有瘀斑，苔白厚腻，脉细软。

【用法】水煎服，每日1剂，早晚分服。

【经验】本证为瘀毒内结，气血已亏。故用臭牡丹、白花蛇舌草、重楼、鱼腥草、矮地茶、丹参、延胡索清热解毒，祛瘀散结；西洋参、麦冬、枸杞子益气养阴；川贝母润肺化痰；山楂、神曲、陈皮健胃消食，以资气阴生化之源。全方祛邪、扶正并用，扶正之所以祛邪，祛邪亦为扶正之用，体现了刘老治肿瘤"既要治病，更要留人"的指导思想。

〔卜献春，刘芳.刘祖贻临证精华［M］.北京：人民卫生出版社，2013：267〕

# 刘祖贻：感染后咳嗽方

【组成】桑叶 10g，薄荷叶 10g，前胡 10g，杏仁 10g，矮地茶 15g，重楼 15g，川贝母 6g，甘草 10g。

【功效】宣肺化痰，滋养肺胃。

【主治】咳嗽之邪热恋肺、气阴两伤证。症见咳嗽频作，咳痰少，头痛，面㿠白少华，形体羸瘦；咽部不适，或见口微干；舌红、苔薄黄，脉浮细。

【用法】水煎服，每日 1 剂，早晚分服。

【经验】此种咳嗽，现代医学谓之"感染后咳嗽"，往往用抗生素治疗无效。中医学认为，本病初病时为外感咳嗽，由六淫外邪侵袭皮毛，内合肺卫，肺失宣降，肺气上逆所致。其病位在肺，属实证，若能及时予以疏风解表、宣肺止咳等治疗，则不难治愈。抗感染药物性寒收引，用后反致肺气闭郁，邪不得出路，故咳嗽不愈，反更加重；久咳不止，耗散肺胃气阴，而成正虚邪恋之虚实兼杂证。治疗仍宜以宣肺为先，因"其在上者，因而越之"，用辛凉之桑叶、薄荷等疏散热邪，佐以苦润之杏仁、川贝等化痰肃肺，用重楼、矮地茶等清解热毒止咳。待邪热散，可以滋养肺胃之阴津为主，少佐清热之品善后。

〔刘芳，周慎．刘祖贻医案精华［M］．北京：人民卫生出版社，2014：41-42〕

# 刘祖贻：三拗汤加味

【组成】麻黄 10g，杏仁 10g，前胡 10g，矮地茶 10g，重楼 10g，甘草 10g。

【功效】宣肺解表，兼清里热。

【主治】咳嗽证属表寒里热轻症，症见恶寒发热、鼻塞声重、流黄浊涕、咳黄痰、头痛、无汗、口干；舌苔薄黄，脉浮紧数者。

【用法】水煎服，每日 1 剂，早晚分服。

【经验】外感寒邪后，若失治误治，寒邪表证入里化热，或素体阳亢，外感寒邪入里化热，症见恶寒发热、流黄浊涕，咳黄痰，舌红苔黄，脉浮数等。治疗既要散外邪，同时还需清里热。对于此，刘老临床中多仿麻杏石甘汤意化裁。

麻杏石甘汤为《伤寒论》名方，原文谓其方证为"汗出而喘，无大热"，为表寒证误下后，表证未解，邪郁化热，但尚未转入阳明之证，故其症汗出而无大热。以上虽有恶寒发热之表证，但无汗，仅有口干、苔黄，其热势较麻杏石甘汤证为轻，故仅取其方意，用三拗汤宣肺解表止咳，去石膏，代以轻量之矮地茶、重楼清热解毒。

又《伤寒论》注家评："有汗何可更用麻黄，无大热何可更用石膏。"从临床所见，则此条文不误。盖麻黄须与桂枝为伍，发汗之力始显，如麻黄汤；石膏主发泄郁热，旨在清热，热除则汗自止，故无汗、有汗皆可用之，如玉女煎。刘老在临床中体会，即使高热无汗，但见口干、舌红苔黄、脉浮数者，仍旧使用麻杏石甘汤，效果很好，往往能汗出热退。究其原因，乃因寒邪闭塞，身热不扬，热遏在里。所以，不必拘泥于"无大热"三字。对于发热不甚或者素体脾胃欠佳者，刘老常用重楼代石膏，既有较好的清热之功，又无矿石伤及脾胃之弊。

〔刘芳，周慎. 刘祖贻医案精华［M］. 北京：人民卫生出版社，2014：40–41〕

# 刘祖贻：益气养阴止咳方

【组成】黄芪 15g，大枣 5 枚，石韦 15g，苏叶 7g，山药 6g，川贝母 3g，百部 10g，前胡 7g，辛夷 10g，陈皮 7g，蝉蜕 7g，炒麦芽 10g，山楂 10g，鸡内金 7g。

【功效】益气养阴，润肺止咳。

【主治】咳嗽证属气阴不足者，症见干咳，鼻塞，声重；舌暗红、苔薄白，脉浮数。

【用法】水煎服，每日 1 剂，早晚分服。

【经验】小儿正气未充，感邪易迁延难愈。若气阴不足，邪犯娇脏，治疗宜扶正祛邪，切忌辛温太过，更伤肺阴。

〔刘芳，周慎. 刘祖贻医案精华［M］. 北京：人民卫生出版社，2014：42〕

# 刘祖贻：肺结节病方

【组成】黄芪 30g，生地黄 15g，黄芩 10g，黄柏 10g，黄连 6g，仙鹤草30g，浮小麦30g，矮地茶15g，重楼30g，白花蛇舌草30g，臭牡丹30g，山楂10g。

【功效】益气养阴，清热解毒，健脾助化。

【主治】肺结节病证属气阴两虚，毒热内蕴者。症见咳嗽，痰少；胸闷，盗汗，乏力；形体偏瘦；舌红、苔薄黄，脉弦细数。

【用法】水煎服，每日1剂，分两次服。

【经验】本方用于肺结节病，未见肺外结节，亦未累及他脏，出现肺热内蕴、邪毒郁结，气阴两伤之证者。方中黄芪、生地黄益气养阴固护其本；大剂重楼、白花蛇舌草、臭牡丹清热解毒、散结消肿，黄芩、黄柏、黄连清解三焦热毒；仙鹤草苦、涩，既可收敛肺气以防肺气耗散，又可收敛止血以防久咳、热毒灼伤肺络出血；浮小麦甘、凉益气、除热、止汗；矮地茶止咳祛痰、活血祛瘀，山楂微温，消食化积以防苦寒药物损伤脾胃，且兼活血散瘀之效。诸药合力，使热毒清解，瘀结消散，耗伤之气阴得以恢复。

因本病肺部X线或CT可见异常征象，常让人联想"肺癌"而产生恐慌情绪。及时行支气管肺泡灌洗液检查或组织活检以明确诊断，避免不必要的恐慌，对治疗及预后多有帮助。

〔刘芳，周慎.刘祖贻医案精华［M］.北京：人民卫生出版社，2014：43-44〕

# 刘祖贻：气阴两虚痰热咳嗽方

【组成】太子参30g，麦冬10g，桑叶10g，薄荷10g，前胡10g，杏仁10g，矮地茶15g，重楼30g，鱼腥草15g，僵蚕10g，木蝴蝶 10g，桔梗 10g，甘草 10g。

【功效】益气养阴，清肺肃痰。

【主治】肺癌术后肺部感染证属气阴两虚、痰热蕴肺者。症见形体羸瘦，面白少华；咳嗽频作，咳引胸背作痛；痰黄，难以咳出，咽痛；口干，自汗、盗汗，寐差，纳食不香；舌暗红、苔黄，脉细数。

【用法】水煎服，每日 1 剂，早晚分服。

【经验】患者肺癌术后，虽有形之邪毒已去，但无形之气血已伤，故见形体羸瘦、面白少华、口干、自汗等气阴两虚之证。咳嗽频作、痰黄难咳，为痰热蕴肺之候。证属虚实夹杂，遵《内经》"虚则补之，实则泻之"之旨，拟补虚泻实为法。方中太子参、麦冬补益气阴，扶正以助祛邪；外邪束肺，肺气失宣，当宣肺止咳，又因肺热津伤，痰黏难咳，予辛宣凉润之剂，入桑叶、薄荷、杏仁、前胡；邪气留恋，结为热毒，以重楼、矮地茶、鱼腥草清解热毒；因有咽痛，取《伤寒论》桔梗汤，加僵蚕、木蝴蝶化痰利咽。方证对应，常获桴鼓之效。值得一提的是，重楼用治咳嗽较为少见，而刘老喜用之，谓邪气入肺，多结为热毒，伏而不出，故咳嗽难止，当用清解散毒之品，疗效方著。此外，重楼除解毒抗炎外，尚可平喘解痉，有良好的止咳作用，对于咳嗽，包括痉挛性咳嗽效果较好。

〔刘芳，周慎．刘祖贻医案精华〔M〕．北京：人民卫生出版社，2014：44-45〕

# 刘祖贻：射干麻黄加减方

【组成】射干 10g，麻黄 10g，紫菀 10g，款冬花 10g，法半夏

10g，细辛 3g，五味子 3g，生姜 3 片，甘草 5g。

【功效】外散寒邪，内降逆气，祛饮止咳。

【主治】咳嗽变异型哮喘证属风寒外束、肺气壅遏者。症见发热已退，恶寒已罢，而咳嗽不已，时作喘息，夜间尤甚，不能平卧，喉中痰声漉漉；舌苔白滑，脉细紧。

【用法】水煎服，每日 1 剂，早晚分服。

【经验】咳嗽可分为寒咳和热咳两种类型。刘老认为，寒咳病因有三：其一，外感风寒，或过用辛凉（包括西药退热剂），发汗过甚，而致寒邪遏肺；其二，感受风寒，延误治疗，失于表散，寒邪深入肺腑；其三，过食生冷，脾胃失和，痰浊内生，上渍于肺。三者皆可闭遏肺气，肺失通调水道，则津液不布，水饮内停，导致寒饮相搏射肺，肺失宣降，上逆而为咳喘，则见咳嗽咳痰稀白；寒饮内停，则见喉中痰声漉漉，咳嗽不止或反复发作，入夜为甚。本证即为典型的感受风寒，寒邪深入肺腑之咳嗽。根据《金匮要略·痰饮咳嗽病脉证并治》提出"病痰饮者，当以温药和之"的治疗原则，治宜辛温化痰止咳；又《金匮要略·肺痿肺痈咳嗽上气病脉证治》第 6 条："咳而上气，喉中水鸡声，射干麻黄汤主之。"方以射干开痰结，麻黄宣肺散寒，紫菀、款冬、半夏助射干以降气化痰，生姜、细辛助麻黄以散寒化饮，又恐耗散太过，有伤正气，故又以五味子收敛肺气，甘草调和诸药，全方共奏温肺散寒、止咳平喘之功。

〔刘芳，周慎.刘祖贻医案精华［M］.北京：人民卫生出版社，2014：45-46〕

# 孙光荣：孙氏清热祛湿三叶汤

【组成】冬桑叶 10g，藿香叶 10g，佩兰叶 10g，西党参 12g，生黄芪 5g，紫丹参 3g，生薏苡仁 10g，云茯苓 10g，连翘壳 6g。

【功效】祛湿清热，宣肺止咳。

【主治】湿热咳嗽。症见咳声重浊，痰难咳出，头重头沉，胸闷不适，纳呆，发热，汗出热不退，渴不欲饮，大便黏滞不爽，尿黄或有异味。舌红苔粘腻，脉滑或濡。

【用法】水煎服，每日 1 剂。

【经验】孙老组方多以"三联药组"为主，按君臣佐使组方，重视气血并治。此方中，"三联药组"君以"冬桑叶、藿香叶、佩兰叶"和胃化湿、开胃散热、清肺利气；臣以"西党参、生黄芪、紫丹参"健脾益气活络；佐以"生薏苡仁、云茯苓、连翘壳"健脾、利水、渗湿；以连翘为使清肺热。全方组方严谨，用药平淡轻灵，以宣上为主，兼顾畅中、渗下，共奏祛湿清热、宣肺止咳之功。

〔薛武更，王兴，杨建宇．治咳莫忘祛湿热［J］．中国中医药现代远程教育，2013，11（14）：144-145〕

# 孙光荣：化痰降逆汤

【组成】西洋参 7g，生黄芪 7g，紫丹参 7g，炙麻绒 10g，北细辛 5g，生姜片 5g，射干 10g，清紫菀 10g，款冬花 10g，法半夏 7g，五味子3g，大枣10g。

【功效】解表散寒，降逆化痰。

【主治】脾胃虚弱、寒痰伏肺之久咳。症见咳喘不已，呼吸短促，痰鸣如蛙，痰白而稀。舌质暗红，舌苔白或白腻，脉弦大，或浮大，或滑数，或浮而稍数。

【用法】煎煮时加入生姜片2片。日1剂，复煎，分2次温服。

【经验】孙老擅用调气活血抑邪的方法治疗各种慢性疾病，他说："万病乃气血失和之症，机体气血中和稳态失衡必然导致疾病。"要想去病，就必须"执中和"。本证属寒痰伏肺，遇感容易触发痰饮，痰升气阻，痰气相击，故咳喘不已，呼吸短促，痰鸣如蛙，痰白而稀。舌质暗红，舌苔白或白腻，脉弦大，或浮大，或滑数，或浮而稍数，皆为寒痰伏肺、脾胃虚弱之象。

对于痰鸣久咳的患者，孙老善用射干麻黄汤化裁治疗。第一联药组之功效为益气活血，为君药；第二联药组之功效为解表散寒，为臣药；第三联药组之功效为降逆定喘，为佐药；第四联药组之功效为化痰和中，为使药。四联药组共奏解表散寒、降逆化痰之功。方中姜、辛、夏温肺散寒而化水饮，麻黄宣肺平喘，射干、紫菀、款冬花化痰利咽，五味子敛肺止咳，收敛耗散之肺气，以西洋参、黄芪、丹参益气活血，扶正抑邪。支气管哮喘（新感风寒发作者）加荆芥穗10g，矮地茶10g，蒲公英12g；老年慢性支气管炎（兼见便结者）加矮地茶10g，麦冬12g，清紫菀改炙紫菀，款冬花改炙款冬花。

〔刘应科，孙光荣.以中和思想组方用药——遵循经方之旨，不泥经方用药〔J〕.湖南中医药大学学报，2015，35（9）：1-10；陈瑞芳.孙光荣教授调气活血抑邪汤临证验案3则〔J〕.中国中医药现

代远程教育，2015，13（16）：33-35〕

# 孙光荣：肺癌转移气阴不足方

【组成】西洋参 10g，生黄芪 10g，紫丹参 7g，天葵子 12g，山慈菇 10g，白花蛇舌草 15g，半枝莲 15g，桑白皮 12g，仙鹤草 15g，乌贼骨 15g，冬桑叶 10g，麦冬 15g，芡实 15g，薏苡仁 15g，瓜蒌壳 6g，炙款冬花 7g，炙紫菀 7g，生甘草 5g，谷麦芽各 15g。另用水鸭（去心）、冬虫夏草、乌贼合煮汤调服数月。

【功效】益气养阴，清热化痰，解毒散结。

【主治】肺癌转移，证属气阴不足。症见咳嗽、咯血、胸痛、发热、气急等。

【用法】水煎服，每日 1 剂。

【经验】肺癌属中医学"咳嗽""咯血""胸痛"等范畴，又有"肺积""痞癖""息贲""肺壅"之称。肺的生理特点决定了气阴亏虚是形成肺癌的基础，临床常表现为气阴不足的证候，益气养阴是其治疗大法。由于肺癌的早、中、晚三期气虚或阴伤轻重程度不一，因此在不同阶段应用的益气养阴药亦有所不同。若患者肺肾阴虚症状明显，孙老常以益肾补肺，化痰散结。病至后期气阴两虚较甚，在益气养阴的基础上应用阴阳互济之法，用温阳填精之品冬虫夏草等煮汤食用。

孙老针对病机采用益气养阴、清补兼施之法，对于肺癌转移者经过多种治疗后，出现肺胃阴亏之候，用西洋参、生黄芪、冬桑叶、麦冬、炙款冬花、炙紫菀、生甘草等以益气滋阴润燥，清肺化痰；

以瓜蒌壳、天葵子、山慈菇、白花蛇舌草、半枝莲清热解毒，散结消肿；以仙鹤草、乌贼骨收敛止血；以芡实、薏苡仁、谷麦芽健脾益气。善用角药，共奏益气养阴、清热化痰、解毒散结之效。另用水鸭（去心）、冬虫夏草、乌贼煮汤调服，重在肺脾，佐以利水。

〔杨建宇，李彦知，张文娟.中医大师孙光荣教授中和医派诊疗肿瘤学术经验点滴〔J〕.中国中医药现代远程教育，2011，9（13）：5-12〕

# 孙光荣：肺癌气阴不足痰热郁肺方

【组成】西洋参12g，生黄芪10g，紫丹参5g，天葵子12g，猫爪草12g，白花蛇舌草15g，半枝莲15g，麦冬15g，炙款冬花10g，炙紫菀10g，仙鹤草15g，宣百合10g，云茯神15g，炒酸枣仁15g，生甘草5g，桑白皮12g，金银花15g，阿胶珠10g。

【功效】益气养阴，清热化痰，解毒散结。

【主治】原发性支气管肺癌，证属气阴两虚，痰热蕴毒郁肺。症见咳嗽气喘，咳血寐差，消瘦等。

【用法】水煎服，每日1剂。

【经验】肺癌属于中医"肺积""息贲"范畴。肺癌的发生是正邪两方面相互作用的结果。《灵枢·上膈》曰："喜怒不适，饮食不节，寒温不时……邪气胜之，积聚已留。"但正气的状况更为重要。《景岳全书·传忠录》云"盖在天在人，总在元气，但使元气无伤，何虞衰败？元气既损，贵在复之而已。常见今人之病，亦惟元气有伤，而后邪气得以犯之。故曰：邪之所凑，其气必虚。此客主相持之理，从可知矣"。孙老认为本证属于肺气阴不足，而邪气未虚，痰热壅毒内阻，治疗以益气养阴来扶正，清热化痰解毒以驱邪，并随证选用凉血止血等药，以防咯血等急性并发症的发生。

方中西洋参、生北芪、紫丹参、麦冬、宣百合、桑白皮、阿胶珠、仙鹤草滋阴润燥，炙款冬花、炙紫菀化痰，云茯神、炒枣仁、生甘草益气安神，天葵子、猫爪草、白花蛇舌草、半枝莲、金银花等解毒散结。

〔杨建宇，李彦知，张文娟．中医大师孙光荣教授中和医派诊疗肿瘤学术经验点滴［J］．中国中医药现代远程教育，2011，9（13）：5-12〕

# 李士懋：风热犯肺方

【组成】炙麻黄 10g，生石膏 40g，杏仁 12g，甘草 7g，牛蒡子 10g，大贝母 15g，鱼腥草 30g，黄芩 12g，芦根 20g，山药 15g。儿童酌减。

【功效】清热宣肺，止咳平喘。

【主治】肺炎证属风热犯肺，肺气不宣，症见发热咳嗽，喉中痰鸣，气促，咽干口渴，舌红苔薄黄，脉数者。

【用法】水煎服，每日 1 剂。

【经验】肺为娇脏，主气，司呼吸，外合皮毛，风热外束，肺气失宣，故咳喘；热壅于肺，热伤津液，故口渴咽干。麻杏石甘汤加黄芩、鱼腥草、牛蒡子、大贝母清肺热，宣肺化痰，止咳平喘；牛蒡子并能疏散风热而解表退热，山药补脾肺肾，有补中益气之功；

芦根可生津止渴，清泄肺胃之热。

〔李士懋，田淑霄.平脉辨证相濡医案［M］.北京：中国医药科技出版社，2015：151-152〕

## 李今庸：款菀二陈汤

【组成】法半夏 10g，陈皮 10g，茯苓 10g，炙甘草 10g，款冬花 10g，紫菀 10g。

【功效】燥湿化痰止咳。

【主治】主治痰湿停肺咳嗽，症见咳嗽，痰多，色白，容易咳出，胸闷，舌苔白，脉弦或缓。

【用法】水煎服，每日 1 剂，汤成去渣取汁，分 2 次服。

【经验】此证乃因痰湿壅盛，停留于肺，使肺气不降，故咳嗽痰多；痰阻于肺而居胸中，故胸闷。方中用半夏、陈皮燥湿化痰，茯苓渗湿，款冬花、紫菀降逆止咳，甘草补脾健运兼调和诸药，故用于痰湿停肺咳嗽颇为合适。

〔周慎.咳嗽［M］.长沙：湖南科学技术出版社，2010：199〕

## 李今庸：款菀二陈姜辛味方

【组成】款冬花 10g，紫菀 10g，陈皮 10g，法半夏 10g，炙甘草 10g，茯苓 10g，五味子 8g，细辛 6g，干姜 10g。

【功效】燥湿化痰，温肺化饮。

【主治】寒痰咳嗽，症见怕受寒凉，感则即发咳嗽，痰多呈白色泡沫状，形寒肢冷，食欲不振，舌苔白，脉缓。

【用法】水煎服，每日 1 剂，分 2 次服。

【经验】《素问·五藏生成》说："肺之合皮也，其荣毛也。"《素问·阴阳应象大论》说："肺主皮毛，……在变动为咳。"寒凉之邪，内犯于肺，肺气逆上，则发为咳嗽。肺失肃降，水道不通，水湿运化不利，遂成饮成痰，故痰多呈白色泡沫状，寒痰内伏，则形寒肢冷；中阳被遏，则食欲不振。寒邪属阴，痰性为湿，犯则舌苔白，脉缓。方中用二陈汤化痰祛饮，款冬花、紫菀降逆止咳，加干姜、细辛温寒散饮，五味子敛肺止咳，适用于咳吐白色泡沫，形寒肢冷，感寒即发的寒痰咳嗽。

【验案】某男，45 岁，1990 年 3 月某日就诊。

数日前因受凉导致咳嗽，至今不已，唾白色泡沫痰，微喘，舌苔白，脉缓。乃寒邪犯肺，气逆咳喘。治宜散寒逐饮，降逆利气，拟上方加厚朴、杏仁利气平喘，药服 3 剂而病愈。

〔李今庸.李今庸临床经验辑要［M］.北京：中国医药科技出版社，1998：176–177〕

# 李今庸：款菀二陈加厚朴杏子汤

【组成】法半夏 10g，陈皮 10g，茯苓 10g，炙甘草 10g，款冬花 10g，紫菀 10g，厚朴 10g，杏仁 10g（去皮尖炒打）。

【功效】祛痰降肺止咳喘。

【主治】咳嗽兼喘，证属痰湿咳嗽兼喘气上逆者，症见咳嗽，喘气，不能平卧，吐白色泡沫痰，甚则面目浮肿，食欲不振。

【用法】水煎服，每日1剂，分2次服。

【经验】痰饮内停于肺，肺气不降，上逆而咳，呼吸不利，发为喘气。痰饮多则咳吐白色泡沫；水饮不化，阻遏阳气运化，故面目浮肿，食欲不振。方中用款菀二陈汤化痰止咳，加厚朴、杏仁降肺下气平喘，适用于痰湿咳嗽兼喘气上逆者。

〔李今庸. 李今庸临床经验辑要［M］. 北京：中国医药科技出版社，1998：177〕

# 李今庸：咳嗽夹燥方

【组成】法半夏10g，陈皮10g，茯苓10g，炙甘草10g，款冬花10g，紫菀10g，天冬10g，黄芩10g。

【功效】清热润燥，降肺止咳。

【主治】咳嗽夹燥，症见咳嗽，痰黏稠，咽喉作痒，痒即咳，咳而汗出，口微渴，大便干燥难解。

【用法】水煎服，每日1剂，分2次服。

【经验】寒邪入肺，肺气郁结，日久不愈，痰湿从稀薄转为黏稠，故见咳嗽痰稠。肺气失降，阳气郁遏，久而生热化燥，损伤津液，故咽喉发痒，口渴，大便干燥。肺气不利，不能布于皮毛，皮毛不固，故咳而汗出。方中二陈汤化痰，款冬花、紫菀降逆止咳，黄芩清热，天冬润燥。

【验案】某男，65岁，1994年1月6日就诊。

1月前发生感冒，经某医院治疗，寒热症状虽退，但咳嗽至今不已，且唾白色稠痰；咽喉痒，汗出，微渴，大便干，舌苔薄白，脉沉。

中医证型：痰结肺逆，郁而化热。

治法：化痰止咳，润燥清热。

处方：款菀二陈汤加味。款冬花10g，紫菀10g，陈皮10g，法半夏10g，炙甘草10g，茯苓10g，天冬10g，黄芩10g，桔梗10g，大贝母10g，枇杷叶10g（去毛炙）。

以水煎服，日2次。药服5剂痊愈。

〔李今庸.李今庸临床经验辑要［M］.北京：中国医药科技出版社，1998：177-178〕

# 李今庸：气虚夹痰咳嗽方

【组成】法半夏10g，陈皮10g，茯苓10g，炙甘草10g，款冬花10g，紫菀10g，党参10g，炒白术10g。

【功效】燥湿化痰，扶正止咳。

【主治】气虚夹痰咳嗽，症见咳嗽，有痰，咳即汗出，少气乏力，舌苔白，脉虚。

【用法】水煎服，每日1剂，分2次服。

【经验】素体气虚体弱，又兼痰湿停肺，故咳嗽有痰。气虚肺卫不固，故咳即汗出，少气乏力。方中二陈汤化痰祛饮，款冬花、紫菀降逆止咳，加党参、白术益气扶正，适用于年老体弱气虚之人又兼痰湿咳嗽者。

〔李今庸.李今庸临床经验辑要［M］.北京：中国医药科技出版

社，1998：178-179〕

## 李今庸：麻杏二陈汤

【组成】炙麻黄 10g，杏仁 10g，法半夏 10g，陈皮 10g，茯苓10g，炙甘草 10g。

【功效】宣肺降逆止咳。

【主治】凉燥咳嗽，症见咳嗽少痰，遇凉则燥加重，咽痒，小便频数，舌苔白，脉浮。

【用法】水煎服，每日 1 剂，分 3 次。

【经验】此证素体肺燥，感受凉燥之气则引动内邪发作，使肺气失于肃降，上逆而咳。方中用麻黄、杏仁宣肺散邪止咳，陈皮、半夏下降逆气，茯苓淡渗利湿，导肺气下行，甘草和中补土。诸药合用，共奏宣肺散邪、降气止咳之效。

〔周慎.咳嗽［M］.长沙：湖南科学技术出版社，2010：200-201〕

## 李今庸：枇杷二冬汤

【组成】枇杷叶 10g（去毛，炙），桔梗 10g，款冬花 10g，紫菀10g，沙参 10g，天冬 10g，麦冬 10g，霜桑叶 8g，核桃肉 10g，炙甘草 10g。

【功效】养阴润燥止咳。

【主治】肺燥咳嗽，症见津亏燥咳，咳嗽频频，少痰或无痰，咽喉干燥而痒，口干欲饮。

【用法】水煎服，每日 1 剂，分 2 次温服。

【经验】本方为沙参麦冬汤加减，沙参、麦冬、天冬、桑叶清肺润燥，桔梗、枇杷叶、紫菀、款冬花、炙甘草止咳化痰，核桃肉补肺肾、定喘嗽。

〔李今庸．李今庸临床经验辑要［M］．北京：中国医药科技出版社，1998：51；张弘．名医效方 999［M］．北京：中国中医药出版社，2003：26〕

# 李今庸：代抵当汤加味方

【组成】大黄 8g（酒炒），莪术 6g（酒炒），当归 10g，丹皮 10g，穿山甲 8g，红花 8g，茯苓 10g，制半夏 10g（打），夜明砂 10g，牛膝 6g，桃仁 10g（去皮尖炒打）。

【功效】活血祛瘀。

【主治】瘀血咳嗽，症见咳逆倚息，不能平卧，咳吐痰涎时带乌红色血，胸胁满闷或刺痛，舌青或有紫斑，脉涩。

【用法】水煎服，每日 1 剂，分 2 次服。。

【经验】因瘀血不能归经，停留于肺，阻塞呼吸之道，瘀血随痰而咳出，故咳逆倚息，不能平卧，痰中带血，胸胁刺痛。方中当归、丹皮活血；大黄、红花、桃仁祛瘀；莪术、穿山甲攻坚散瘀；夜明砂祛死血；茯苓、半夏祛痰饮；牛膝引药下行。此方与抵当汤相仿，但药力较平和，副作用小。

〔李今庸.李今庸临床经验辑要［M］.北京：中国医药科技出版社，1998：182〕

# 李今庸：血府逐瘀汤

【组成】当归10g，生地10g，桃仁10g（去皮尖），红花10g，赤芍10g，川芎5g，柴胡6g，枳壳6g，牛膝10g，桔梗5g，甘草5g。

【功效】活瘀疏肝。

【主治】瘀血停留一侧胁内所致咳嗽，症见时有咳嗽，睡眠只能侧卧一侧，翻身则咳嗽频频而不休，有咳血病史。

【用法】水煎服，每日1剂，分2次服。

【经验】《灵枢·经脉》说："肝足厥阴之脉……属肝络胆，上贯膈，布胁肋……其支者，复从肝别上膈，注肺中。"或左或右一侧胁内为瘀血停留，肝脉郁滞不畅，压之则其气逆壅于肺，致肺气上逆而频频咳嗽，故其睡眠只能侧卧于无瘀血之一侧，如翻身则瘀血停留之一侧受压而发为咳嗽频频不休。方中桃红四物汤及牛膝活血祛瘀；柴胡、枳壳、桔梗舒理胁肋之气；甘草调和诸药。合而共奏活血化瘀、疏利气机之效。

〔李今庸.李今庸临床经验辑要［M］.北京：中国医药科技出版社，1998：182-183〕

# 陈可冀：桑杏二陈汤加减方

【组成】冬桑叶 12g，桑椹子 15g，光杏仁 12g，苏叶 10g，苏梗 10g，茯苓 15g，化橘红 10g，陈皮 10g，半夏曲 10g，莱菔子 10g，黄芩 12g，甘草 12g。

【功效】化痰清热，肃肺止咳。

【主治】慢性支气管炎急性发作，证属痰热蕴肺型，症见反复咳嗽、咳痰，黄白色泡沫痰，量多，尿有余沥，舌胖、苔白腻，脉沉细。

【用法】水煎服，每日 1 剂。

【经验】陈老认为本证乃痰热化燥所致，治以桑杏汤、二陈汤加减。方中选用冬桑叶清肺润燥；光杏仁止咳化痰平喘；苏叶、苏梗解表宣肺；二陈汤燥湿化痰；化橘红苦温加强燥湿化痰之功；莱菔子辛甘平，降气化痰消食导滞；黄芩清肺化痰；桑椹子具有滋阴生津润燥的功效；甘草调和诸药。

〔张京春.陈可冀学术思想及医案实录［M］.北京：北京大学医学出版社，2007：210-211〕

# 段富津：湿痰咳嗽方

【组成】生晒参 15g，桔梗 15g，瓜蒌 15g，陈皮 15g，炙桑白皮 15g，半夏 15g，茯苓 15g，炙甘草 15g。

【功效】健脾燥湿，理气化痰。

【主治】咳嗽证属痰湿蕴肺，症见咳嗽，冬天加重，痰多色白质稠，胸闷胸痛，气短乏力，体瘦，食少便溏，舌微红、苔白腻，脉沉滑。

【用法】水煎服，每日1剂。

【经验】痰湿蕴肺咳嗽，病位在肺，根源在脾胃，《证治汇补》曰："脾为生痰之源，肺为贮痰之器。"多因饮食生冷，脾胃受伤，运化失常，酿湿生痰，上渍于肺，壅遏肺气，而见咳嗽痰多，色白而稠，胸闷痛，脾虚气弱，故气短乏力，食少便溏，苔白腻，脉滑皆为痰湿之象。本方由六君子汤加减而来。方中人参甘温，补益肺脾之气，茯苓甘淡，渗湿健脾，半夏辛温性燥，燥湿化痰，陈皮理气化痰，为治痰先治气之理。舌红有化热之象，以瓜蒌清热祛痰，且理气宽胸，炙桑白皮泻肺热，桔梗宣肺止咳化痰，炙甘草和中益气。

【验案】李某，女，54岁，2011年12月15日初诊。

咳嗽多年，冬季加重，痰多色白黏，胸闷痛，气短乏力，体瘦弱，左上肢麻木，食少便溏，舌微红，苔白腻，脉沉滑。因患子宫肌瘤行子宫全切术后6年，左乳腺癌行切除术后2年，胸结核病史5年，已除外肺结核。素喜食生冷。予本方7剂。

二诊痰略少，仍咳嗽，加炙枇杷叶20g以增利肺止咳之功。14剂。

三诊咳止，痰大减，乏力减轻，上方去炙桑白皮，加地龙15g。7剂。

〔段富津.段富津医案精编［M］.北京：科学出版社，2016：13–14〕

# 段富津：肺热咳嗽方

【组成】炙桑白皮 15g，地骨皮 15g，甘草 15g，炙枇杷叶 20g，炙紫菀 20g，桔梗 15g，白前 15g，牛蒡子 15g。小儿量酌减。

【功效】清泻肺热，平喘止咳。

【主治】咳嗽证属肺有伏火郁热，症见咳嗽，午后身热，痰少，咽痛，鼻流浊涕，食少便干，舌微红苔白，脉带细数。

【用法】水煎服，每日 1 剂。

【经验】肺有伏火，气逆不降，故咳嗽，午后微热，火热炼液为痰，故痰量少，火热熏灼咽喉口鼻，故鼻流浊涕，咽喉肿痛，舌带红，脉细数，均为热象。本方为泻白散加减，泻白散清泻肺热，止咳平喘，加枇杷叶利肺止咳，紫菀、白前下气、消痰、止咳，桔梗化痰利咽，牛蒡子疏散风热，宣肺利咽散肿，甘草止咳，调和诸药。

【验案】史某，男，4 岁，2010 年 11 月 25 日初诊。

反复咳嗽 1 年余，近日加重，午后身热，痰少，咽喉肿痛，流浊涕，纳差，便稍干，舌微红苔白，脉略细数。支原体肺炎病史，曾服抗生素治疗，效果不显。予上方：炙桑白皮 6g，地骨皮 6g，甘草 5g，炙枇杷叶 10g，炙紫菀 6g，桔梗 5g，白前 5g，牛蒡子 6g。6 剂。

复诊明显好转，咽痛止，咳嗽大减，上方去牛蒡子，4 剂，以巩固疗效。

〔段富津.段富津医案精编［M］.北京：科学出版社，2016：11–12〕

# 段富津：加减清气化痰汤

【组成】瓜蒌15g，胆南星15g，半夏15g，陈皮15g，枳壳15g，黄芩15g，牛蒡子15g，甘草15g，桔梗15g，炙紫菀20g，炙枇杷叶20g。

【功效】清热化痰，理气止咳。

【主治】咳嗽证属痰热气逆，症见咳嗽痰黄黏、量多，咽部不利，口干苦，伴胸闷，自汗，便干，便秘，舌红苔黄腻，脉滑数者。

【用法】水煎服，每日1剂。

【经验】《素问注证发微》曰："热者，火也。火乘肺金，故咳嗽自不能已也。"肺热灼津成痰，故痰黄稠；痰热壅肺，气行不畅，故胸闷不舒；舌红、苔黄腻、脉滑数均为痰热之象。本方为《医方考》清气化痰丸去茯苓、杏仁，加牛蒡子、桔梗、紫菀、枇杷叶而成。方中黄芩清泻肺中实火，陈皮、枳壳理气降逆，调畅气机，瓜蒌清热化痰，半夏、胆南星燥湿化痰……诸药合用，共奏清热化痰，降气止咳之功。

【验案】王某，男，53岁，2009年7月7日初诊。

反复咳嗽5年余，痰多黄黏，咽部不适，口干口苦，偶有胸闷，自汗出，便干便秘，数日一行，舌红、苔黄腻，脉滑数。2009年6月胸片示：左肺下部轻度感染。无结核及肺纤维化病史。予上方7剂。

二诊咳减，痰转淡黄，舌红、苔黄不腻，脉沉弦略数。守方加射干15g。7剂。

三诊咳嗽大减，痰已不黄，舌不红，苔白，脉沉，守上方 7 剂。

〔段富津.段富津医案精编［M］.北京：科学出版社，2016：12-13〕

# 段富津：温燥伤肺咳嗽方

【组成】桑叶 15g，沙参 15g，川贝母 15g，炙枇杷叶 30g，炙紫菀 20g，桑白皮 15g，麦冬 20g，甘草 15g。

【功效】清宣燥热，凉润肺金。

【主治】咳嗽证属温燥伤肺，症见入秋干咳无痰，口干咽燥，舌红苔黄干，脉略数者。

【用法】水煎服，每日 1 剂。

【经验】初秋气燥，感之为病，多属温燥。《重订通俗伤寒论》曰："久晴无雨，秋阳以曝，感之者多病温燥。"燥热伤肺，耗气伤津，肺失宣降，燥胜则干，故干咳无痰，口干咽燥，舌红、苔略黄干，脉略数。本方为桑杏汤加减方，方中桑叶甘寒，清宣燥热，炙枇杷叶降气润燥止咳，二药共为君药；麦冬养阴清热，生津润燥，川贝母清热润肺化痰，二药共为臣；紫菀润肺止咳，沙参补气养阴，润肺止咳，桑白皮甘寒，清肺中燥热，共为佐；甘草调和诸药为使。

【验案】孙某，女，72 岁，2009 年 9 月 3 日初诊。

咳嗽半个月余，干咳无痰，口干咽燥，伴胸闷，纳差，夜尿频，舌红、苔略黄干，脉弦略数。1 年前诊断为间质性肺炎、肺纤维化、肺感染，曾住院治疗。予上方 7 剂。

二诊咳减，左胁微痛，舌微红，脉弦略数。上方加川楝子 15g

行气止痛，清泄肝火。7剂。

〔段富津.段富津医案精编［M］.北京：科学出版社，2016：11-12〕

# 洪广祥：干咳宁

【组成】青皮10g，杏仁10g，桔梗10g，苏叶15g，旋覆花10g，枇杷叶10g，辛夷花10g，苍耳子10g，黄芩10g，生甘草10g。

【功效】宣肺疏肝，降逆平冲。

【主治】慢性咳嗽。症见咽痒则咳，干咳为主，或伴咽部有异物感，或鼻塞、有涕滴入咽喉感，或泛酸呃逆，或烦躁易怒，舌暗红、苔白或黄腻，脉弦等。

【用法】水煎服，每日1剂。

【经验】方中青皮入肝、胆经，味苦而辛，苦能下气，辛能发散，具有疏肝破气、消积化滞、解表之功效。《本草纲目》谓青皮"善治胸膈气逆，胁痛……疏肝胆，泻肺气"。旋覆花，味苦而辛，入肺、肝、胃经，倪米谟《本草汇言》曰："旋覆花，消痰逐水，利气下行。"枇杷叶味苦，性凉，入肺、胃经，能清肺和胃，降气化痰，李时珍《本草纲目》称："枇杷叶气薄味厚，阳中之阴，治肺胃之病，大都取其下气之功耳。气下则火降痰顺，而逆者不逆……咳者不咳矣。"青皮、旋覆花、枇杷叶三者相合，调理肝、肺、胃三脏气机，共为君药。紫苏叶，味辛，《得配本草》称其能"疏肝、利肺、理气、定咳、解郁"，《本草正义》亦云"紫苏，芳香气烈，外开皮毛，泄肺气而通腠理，上则通鼻窍"，可见本药既能宣肺逐邪，通鼻窍，又为调气之佳品；苦杏仁，归肺、大肠经，苦泄，能降肺气而止咳，《神农本草经》谓："苦杏仁，主咳逆上气，雷鸣，喉痹……。"桔梗，《本草求真》言其"系开提肺气之圣药"，《珍珠囊》云其能"疗咽喉痛，利肺气，治鼻塞"。杏仁、桔梗两药一降一宣，调达气机，疏风宣肺，为外邪郁闭、肺失宣肃之咳嗽的良药，配合紫苏叶，更加强疏风宣肺、调气之功，三者并为臣药。辛夷，归肺、胃经，味辛苦，性温，苍耳子，归肺、肝经，味甘苦，性温，两药均有散风寒、通鼻窍之效，常用于鼻鼽、鼻渊等病证。黄芩，苦寒，有清热燥湿、泻火解毒之效，《素问·至真要大论》中说"诸逆冲上，皆属于火"，黄芩可泻火降逆，与辛夷花、苍耳子同为佐药。生甘草，配合桔梗组成《伤寒论》之桔梗汤，其利咽解毒、宣肺止咳力胜，且生甘草可调和诸药药性，故为佐使药。全方着力于调畅气机，兼能疏风、止痒、通窍、利咽。

〔苗青，赵兰才.呼吸系统疾病验方妙用〔M〕.北京：科学技术文献出版社，2010：49-51〕

# 洪广祥：清咽利窍汤

【组成】荆芥 10g，薄荷 10g，桔梗 15g，木蝴蝶 10g，牛蒡子 15g，苏叶 15g，桃仁 10g，百部 15g，射干 10g，辛夷花 10g，苍耳子 10g，生甘草 10g。

【功效】清咽利窍，调畅气机，降气止咳。

【主治】痰滞咽喉证，即鼻咽部疾病（如过敏性鼻炎、鼻窦炎、非过敏性鼻炎、慢性咽喉炎等）所致鼻、咽喉部多分泌物，其反流入声门或气管导致的咳嗽。类似"鼻后滴漏综合征"。症见发作性或持续性咳嗽，白天为主，入睡后少，咽痒，咽异物感。舌红、苔薄白或微腻，脉细滑或细弦滑。

【用法】水煎服，每日1剂。

【经验】方中苏叶理气舒郁，又可治肺脾气滞，为临床疏利气机之要药。气郁可生痰，苏叶能减少支气管分泌物，故对咳嗽胸闷有较好效果。荆芥轻扬疏散，又能治血分风热，故对风邪化热郁滞于上所致的咽喉不适等症尤为适宜。本品性温，功擅祛风散寒，对风寒引发，或因过服寒凉药致寒凉遏伏、郁遏气机的咽痒作咳，可借其发汗解表之功，使邪散郁开，气机调畅，而咳嗽消除。薄荷疏风散热，利咽止痒，一切风火郁热之疾皆能治之。本品气味芳香，能理气郁，同时薄荷脑的刺激作用导致气管产生新的分泌物而使稠厚的黏液易于排出，而达到祛痰止咳作用。桔梗系开提肺气之药，可为诸药舟楫，载之上浮，同时又能宣肺祛痰而利胸膈咽喉。百部甘润不燥，守而不走，能润肺降气，化痰止咳，所含生物碱能降低呼吸中枢的兴奋性，抑制咳嗽反射而奏止咳之效，为肺家要药。无论何种因素引发之咳嗽均可应用。痰滞咽喉，常兼夹瘀滞征象，瘀滞咽喉不仅易生痰，而且还可出现咽喉经络气血郁滞，加重气机不利，郁久生风，而加重咽痒咳嗽，故加桃仁以活血祛瘀，改善咽喉血液循环，对咽痒咳嗽有很好的治疗作用。射干为喉痹咽痛要药，尤以降痰涎、散气滞、宽胸膈、清肺金、润肺燥、止咳平喘见长。苍耳子、辛夷花辛温香散，轻浮上升，能散肺部风寒而宣通鼻窍，为治鼻渊专药。临床常用于鼻部炎症，可产生收敛作用，改善局部循环使鼻塞和鼻炎得到改善和消除。木蝴蝶又名千张纸、玉蝴蝶，苦寒无毒，具有润肺、舒肝、和胃、生肌功效。主治咳嗽、咽喉肿痛、音哑等症，与牛蒡子相配更能增强清利咽喉，止痒除嗽效果。全方合用，共奏清咽利窍、调畅气机、降气止咳功效。

〔洪广祥.慢性干咳治疗之我见［J］.中华中医药杂志，2006，21（6）：344-348〕

# 夏桂成：新加马兜铃汤

【组成】炙马兜铃 10g，桔梗 6～9g，贝母 6～9g，紫苏 5g，陈皮 6g，炙桑白皮 10g，炙百部 9g，杏仁 10g，青蛤壳 20g（先煎），炙枇杷叶 9g。

【功效】化痰止咳，清热理气。

【主治】妊娠咳嗽，胎气壅滞，痰热阻肺，咳嗽喘急，胸腹胀满，有时甚至不得平卧。

【用法】日 1 剂，水煎分 2 次服。

【经验】所谓子嗽者，因怀子而咳嗽，实属子气类病症，即胎气胎火过旺，火热炼液成痰，痰热蕴阻于肺，以致肺失宣肃，故而形成咳嗽痰喘，胸膈满闷，当以马兜铃散治之。本方药即是从马兜铃散的基础上加减而成。方中马兜铃为主药，就是针对子嗽而起作用的，马兜铃清热化痰止咳，肃降肺气，因本病常由外感所引起，故方中又用桔梗、紫苏、百部等开肺散邪，理气化痰止咳；再用桑白皮、青蛤壳清热，降肺气；肺者既要宣开，又要肃降，尤其是清肃之令更重要，咳喘大多为肺不宣降，上逆而作，以贝母化痰止咳。子嗽者，常与胎气胎火有关，孕后胎气胎火极易上升，上犯于肺，肺失肃降，故发为子嗽。方中又入枇杷叶者，皆在于肃降肺气，达到止咳平喘的目的。全方具有清热理气、宣开肺气、肃降肺令的作用，故为子嗽要方。用方要点：妊娠期间咳嗽伴有喘急，胸腹胀满，有时甚至不得平卧。随症加减：子嗽早期风寒外袭，痰火内炽者，加入桑叶6g、炒荆芥6g；如烦热口渴，午后面部火升，咳逆喘息不得卧者，去桔梗、紫苏，加炙知母6g、炒黄柏9g、炒子芩9g，如咳嗽日久，口渴喜饮，舌质红绛，苔少津亏者加百合10g、北沙参10g、麦冬8g。

使用注意：马兜铃里含有马兜铃酸Ⅰ、马兜铃酸Ⅱ、马兜铃碱、马兜铃次酸等，凡肝肾两脏有病者，宜慎用。青蛤壳味咸性寒，脾胃虚寒、泄泻者慎服。

〔袁立霞，高日阳．妇科病名方［M］．北京：中国医药科技出版社，2013：162-163〕

# 晁恩祥：解表清里方

【组成】炙麻黄8g，紫菀15g，杏仁10g，生石膏30g，黄芩10g，知母10g，牛蒡子10g，鱼腥草25g，荆芥10g，防风10g，羌活10g，独活10g，甘草8g。

【功效】疏风宣肺，清热化痰。

【主治】咳嗽发热，证属表寒里热者。症见咳嗽，胸痛，咳痰不爽，痰黏，畏寒，身热，烦闷，身痛，有汗或无汗，口渴，苔薄白或黄，舌边红，脉浮数或滑。

【用法】水煎服，每日1剂。

【经验】临床外感风寒之症虽极为常见，但单纯表现为风寒表证的患者却并不常见。患者或由素有热邪内蕴，或因表邪入里化热，而在临床上多表现为表寒里热证。此时单纯解表则里邪不去，单纯清里则表邪不除。而重剂解表如麻黄汤之类则易致发汗太过而里证更深，因而宜选用解表散寒轻剂治之，同时顾及里热已成之势，肺气失宣之征明显，而立解表清里之法，疏风宣肺解表，清肺化痰，而拟解表清里方。方中不选生麻黄而选炙麻黄重在宣肺，乃以荆芥、防风疏风解表，可发汗而力不峻，顾及表邪虽在而里热已成之势，恐发汗太过伤阴化燥；紫菀、杏仁加强宣肺之功，并以生石膏、知母清热养阴，黄芩、鱼腥草清肺化痰；牛蒡子清热利咽，羌独活解表化湿以除周身酸楚不适。临床酌情加减，痰多而黄加金荞麦解毒化痰；发热加入青蒿养阴清热；鼻塞加入辛夷通鼻窍。晁老临床应用此方治疗表寒里热证或以咳嗽为主，或以发热为主，随证加减，疗效颇佳。

〔晁恩祥. 晁恩祥临证方药心得［M］. 北京：科学出版社，2012：138〕

## 徐经世：麻杏石甘加味方

【组成】北沙参 20g，尖贝母 10g，炒杏仁 10g，炙桔梗 10g，炙麻黄 3g，生石膏 15g，炒黄芩 10g，金沸草 10g，代赭石 15g，车前草 12g，粉甘草 5g。

【功效】养阴清肃，镇逆肝气。

【主治】放射性肺炎证属气阴两伤，肝气横逆，肺失肃降，症见咳嗽不已，阵发性呛咳，动则喘促，伴见胸胁不适，舌苔滑黄，脉弦数者。

【用法】水煎服，每日1剂。

【经验】有人会问，麻杏石甘汤原为外寒内热之咳喘而设，然此类患者证属气阴两伤，肝气横逆，方中麻黄辛温会不会更伤其阴？徐老认为，麻杏石甘虽仅4味，但配伍十分严谨。麻黄辛温、石膏辛寒，二药相制为用，既能宣肺，又能泻热，奏效又在于辛寒大于辛温，以监制麻黄辛温之性为辛凉之用，从而达到清热透邪、宣肺定喘之目的。方中以杏仁苦降助麻黄理肺止咳，甘草则调和诸药而安中。此类咳嗽病位在肺而病因在肝，赭石镇逆，有助麻杏石甘平息咳喘，桔梗升提化痰，配甘草名为甘桔汤，乃咳嗽首选之剂；贝母、黄芩清热润肺、镇咳化痰，取效益彰，病久阴伤，化源不足，用北沙参益肺阴以纠其偏，且防麻黄之伤阴。临证选方用药，须灵活多变，方可出奇制胜。气阴两伤，非短期可以恢复，咳嗽缓解后，当气阴两调，清平二火以善其后。

〔徐经世.杏林拾穗·徐经世临证经验集粹［M］.北京：中国中医药出版社，2013：16-17〕

# 徐经世：杏苏散加减方

【组成】苏叶6g，苏梗6g，荆芥穗10g，炒杏仁10g，信前胡10g，广陈皮10g，姜半夏10g，炙麻黄3g，炙桔梗10g，金沸草10g，蝉蜕5g，粉甘草5g。

【功效】疏解散寒、宣肺止咳。

【主治】久咳证属风寒束肺，症见畏寒无汗，流清涕，咳痰稀白，舌淡苔白，脉浮缓者。

【用法】水煎服，每日 1 剂。

【经验】中医治病首先辨证，证明则法明。风寒束肺，失其宣肃，虽时日已久，但畏寒无汗、咳嗽痰白、鼻流清涕，仍属邪留于表，故仍治以疏风散寒之法，药用杏苏、甘桔、二陈。

〔徐经世 . 杏林拾穗 · 徐经世临证经验集粹［M］. 北京：中国中医药出版社，2013：15〕

# 徐经世：虫毒传肺咳嗽方

【组成】荆芥穗 12g，关防风 10g，炙桔梗 10g，炒牛蒡子 10g，连翘壳 10g，金银花 15g，炒杏仁 10g，金沸草 10g，蝉蜕 6g，蒲公英 15g，人中黄 10g。

【功效】祛风透邪，清热解毒。

【主治】螳螂毒所致咳嗽，证属毒邪犯于皮肤，传之于肺。常于下田耕作后手染毒邪起病，初起皮肤瘙痒，局部无红肿，身无寒热，但咳嗽不已，舌淡苔薄，脉象弦数。

【用法】水煎服，每日 1 剂。

【经验】"螳螂"又名"狐尿刺"，由毒入肺发为咳嗽，所谓"毒"也，如《辞源》对"毒"解云："物之能害人者皆曰毒。"可说这是"毒"之定义。初起若视为小恙，处之不当，亦可酿成重症，毒邪逆传心包而致昏迷者亦有见之。治应芳香开窍、安宫为宜，正如叶天士所指，予以透邪转气之法，方可力挽危象。所谓毒邪引起的咳嗽，据考证此乃由"螳螂"毒液侵入人体手足而感染的一种毒传于肺的咳嗽症。其又名为狐尿刺，是虫遗毒于农田菜园薯藤、杂草等有浆之物，每在夏令栽种番薯时手足感染，重者毒邪归心，殒其命者亦有见之。临床按其传变规律，分为外袭于表、毒邪内蕴、邪传于肺及风毒侵脾等证型。传入于肺则发咳嗽，因肺主皮毛，故首当受及，治应着眼于祛风透邪、清热解毒，方选荆防、银翘出入为用，无不奏效。对于温热病变应遵叶天士透邪转气之法，以透邪外出则不致内闭，故方用银翘透邪开窍，使三焦通畅，内外和调，从而达到透邪转气之目的。当今积极开展预防，各种传染病大为减少，但螳螂毒症虽不属流传性疾病，然现今接诊感染者仍复不少，如按此法施治，收效快捷，可供临床参考。

〔徐经世.杏林拾穗·徐经世临证经验集粹［M］.北京：中国中医药出版社，2013：19-20〕


# 徐经世：小儿表虚咳嗽方

**【组成】**黄芪12g，防风10g，杏仁10g，炙桔梗10g，炙麻黄2g，陈皮6g，清半夏5g，蝉蜕3g，五味子5g，谷芽15g。

**【功效】**益气固表，宣肺止咳。

**【主治】**咳嗽证属表虚风邪犯肺者。患儿素体瘦弱，易自汗出，受凉食冷易感冒，引发咳嗽，经久难愈，冬春为重，症见咳嗽痰多，质稀色白，咽痒不适，舌淡，苔薄白，脉细。

**【用法】**水煎服，每日1剂。

**【经验】**经言："邪之所凑，其气必虚。"冬春之际，正值寒温交接，阴阳转换之时，健康者可顺应承之，若宿疾缠身则一触即发，体弱卫表不固，防御能力低下者，稍遇寒凉即上感，发为咳嗽。本病系卫阳不固，风邪袭肺，肺失宣降。其治唯有益气固表，兼以宣肺止咳。若专于祛邪止咳，咳虽止而易复发；若专于益气固表，恐于止咳无益。本方由玉屏风散合三拗汤加减而来，方中玉屏风散益气固表、祛风止汗，三拗汤宣肺止咳。值得注意的是，咳嗽已止，仍须固本，方可达到善后的目的。

〔徐经世.杏林拾穗·徐经世临证经验集粹［M］.北京：中国中医药出版社，2013：20-21〕

# 郭诚杰：痰湿蕴肺咳嗽方

【组成】麻黄10g，桂枝10g，半夏10g，五味子10g，杏仁10g，苏子10g，胆南星12g，远志10g，白芍15g，罂粟壳9g，党参20g。

【功效】宣肺，止咳，祛痰。

【主治】咳嗽，证属痰湿蕴肺，肺失宣降者。症见咳嗽，咳声重浊，痰多，舌苔白腻，脉象濡滑。

【用法】水煎服，每日1剂。

【经验】咳嗽是肺失宣降，肺气上逆，咳吐痰液，为肺系疾病。咳嗽主要病变在肺，与肝脾有关，久则及肾。基本病机为邪犯于肺，肺气上逆。证属痰湿蕴肺者宜宣肺止咳、祛痰，当肺气虚时可加入益气温阳之品。

〔张卫华.著名针灸学家郭诚杰教授临床经验精粹［M］.西安：西安交通大学出版社，2013：250〕

# 唐祖宣：甘草干姜汤（咳即遗尿方）

【组成】甘草 30～60g，干姜 30g。

【功效】温肺化饮。

【主治】咳即遗尿，证属肺中虚冷、阳气不振者，症见咳嗽吐痰，痰多稀白，形体消瘦，面色萎黄，舌淡苔白，脉沉细或虚数等。

【用法】水煎服，每日 1 剂。

【经验】咳嗽遗尿多因肺中虚冷，阳气不振，失去通调水道之功，临床常见于肺结核、气管炎、肺心病而见遗尿者，尤老年性哮喘伴发咳即遗尿。其甘草用量必大于干姜 1 倍。症状基本控制后，用肾气丸加减调治。

〔许保华，唐文生，唐丽，等.唐祖宣运用温阳法的经验［J］.世界中西医结合杂志，2008，3（2）：732-734〕

# 唐祖宣：半夏厚朴汤加减方

【组成】半夏 12g，厚朴 12g，郁金 12g，茯苓 30g，杏仁 10g，川贝母 10g，陈皮 10g，紫苏叶 6g，甘草 6g。

【功效】行气降逆，化痰止咳。

【主治】慢性支气管炎合并肺气肿，证属痰湿郁结、肝逆乘肺型，症见咳喘气急，胸脘痞闷，湿痰壅盛，纳呆，舌质淡、苔白腻，脉弦细或弦滑。

【用法】水煎服，每日 1 剂。

【经验】此类咳嗽乃气滞痰凝、肝气上逆所致。治宜行气降逆、化痰止咳，方用半夏厚朴汤加减。本方为治疗梅核气的主方，但在临床上，其实际功能远不限于此。凡痰湿郁结，气机痹阻，胃失和降所致之咳喘，胃痛，胸脘痞闷，呕吐，以及慢性咽炎、肝炎、支气管炎、食管炎等具有上述症状者均可以本方加减施治。

〔崔松涛，彭杰先，彭建华.唐祖宣医话医案集〔M〕.北京：科学出版社，2015：181〕

# 唐祖宣：邪热留恋咳嗽方

【组成】知母 12g，桑白皮 12g，地骨皮 12g，天花粉 12g，生地黄 12g，黛蛤散 12g（包煎），黄芩 9g，麦冬 9g，玄参 9g，南北沙参各 9g，生甘草 5g，白芍 18g，全瓜蒌 15g。

【功效】清热化痰，养阴润肺。

【主治】咳嗽之邪热留恋证，症见咳嗽，咳白色稠黏痰，伴见精神不振，神疲乏力，纳差，胸闷不舒，睡眠欠佳，二便自调。舌质红，中光无苔。

【用法】水煎服，每日 1 剂。

【经验】患者虽咳嗽、痰稠、气急，但舌质红，中光无苔，因此用泻白散、黛蛤散以清热化痰，又用固本丸、增液汤、生脉散之意，以养阴生津润肺。

〔崔松涛，彭杰先，彭建华.唐祖宣医话医案集〔M〕.北京：科学出版社，2015：181-182〕

# 唐祖宣：柴胡桂枝加减方

【组成】柴胡 3g，桂枝 3g，酒黄芩 12g，生龙骨 12g，生牡蛎 12g，浮小麦 12g，杭白芍 10g，陈皮 10g。

【功效】和解少阳，调和营卫。

【主治】急性上呼吸道感染，证属邪居少阳、营卫不和型，症见恶寒发热，怕风自汗，发热，口干口苦，不思饮，咳嗽微喘，吐白痰，胸满，右胁串痛，脐腹隐痛，纳减便溏，小便黄，尿道灼热感。

【用法】水煎服，每日 1 剂。

【经验】发热，恶风自汗，可知其表未解而营卫不和，属于桂枝汤证，另见口苦口干、胸满、胁痛，为少阳经证，此乃营卫虚弱，兼感时邪，以致"太少合病"。表证未罢又传少阳，故不能一汗而解。患者虽见咳嗽微喘，唐老却不着眼于治咳，而是取桂枝、白芍、柴胡、黄芩和解少阳，调和营卫；生龙牡、浮小麦敛汗益阴；陈皮和胃。待热减，可加鲜石斛生津，藿香芳化以助退热。若仍咳嗽有痰，可改瓜蒌、杏仁、桔梗、赤芍、天花粉、玄参、生地、知母、黄柏、锦灯笼等清肺通络养阴之剂。

〔崔松涛，彭杰先，彭建华. 唐祖宣医话医案集［M］. 北京：科学出版社，2015：182-183〕

# 唐祖宣：麻黄汤加味方

【组成】荆芥 15g，炙杏仁 15g，半夏 15g，炙紫菀 15g，白前 15g，炙百部 15g，桔梗 15g，炙款冬花 18g，桂枝 9g，生麻黄 6g，甘草 6g，生姜 3 片。

【功效】疏风散寒，宣肺止咳。

【主治】上呼吸道感染之风寒阻肺证，症见咳嗽，咳声重浊，气急，喉痒，咳痰稀薄色白，伴见鼻塞流清涕，头痛，肢体酸楚，恶寒发热，无汗，纳差。

【用法】水煎服，每日 1 剂。

【经验】此症因风寒之邪由皮毛侵入体表，卫阳不振，故见恶寒；寒性凝滞，主收引，则肌肤、血管、汗腺收缩，热不得向外放散，故而无汗发热；寒主收引，血流不畅，故而身疼；肺与皮毛相表里，风寒由皮毛入，侵及肺脏故而咳嗽；风则轻浮，寒则拘紧，病发之初，在体之表，尚未入里，故脉见浮紧。《景岳全书·咳嗽》曰："外感之嗽，必因风寒。"故本症用麻黄、荆芥疏风散寒；肺气不宣，失于肃降，故用杏仁宣肺降气以止咳；紫菀、百部、白前、桔梗、甘草共奏理肺祛痰、利咽止咳之功。

〔崔松涛，彭杰先，彭建华.唐祖宣医话医案集［M］.北京：科学出版社，2015：183-184〕

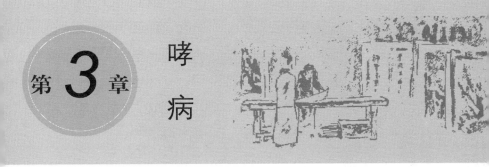

# 第3章 哮病

　　哮病是宿痰伏肺，遇诱因，或感邪引触，痰阻气道，肺失肃降，痰气搏击，气道挛急，出现发作性痰鸣气喘的疾病，以喉中哮鸣有声，呼吸气促困难，甚至喘息不能平卧为临床特征。本病病位在肺，关系到脾肾，发作期主病在肺，以邪实为主；缓解期病在肺肾脾，与五脏六腑皆有关联，以正虚为主。外邪侵袭、饮食不当、体虚病后均可诱发。本病治疗，发作时邪实为主，治以攻邪，祛痰利气。寒痰者温化宣肺；热痰者清化肃肺；风痰者祛风涤痰；寒包火者温清并用；兼表证者解表；兼腑实者泻肺通腑；喘脱者扶正固脱；正虚邪实者扶正祛邪；肝气侮肺者疏利肝气。缓解期正虚为主，治以扶正固本，阳虚者温补之，阴虚者滋养之，兼补肺、健脾、益肾。现代医学支气管哮喘、喘息性支气管炎、慢性阻塞性肺疾病、肺源性心脏病、嗜酸粒细胞增多症、心源性哮喘以及其他肺部过敏性疾病以哮喘为主要症状时可参考本章辨证论治。

　　本章收录了王琦、刘志明、李士懋、段富津、洪广祥、晁恩祥、徐经世、郭诚杰、唐祖宣等国医大师治疗本病的验方28首。王琦倡

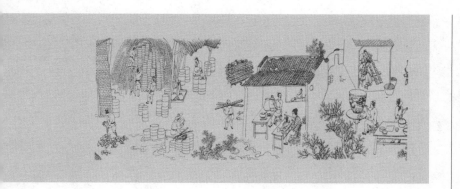

"体-病-证"三维合一，创脱敏平喘汤，还针对痰湿、湿热、瘀血、气虚、阴虚等不同体质制定了代表方；刘志明主张发作期寒温并用，解表清里，缓解期补肺益气补肾，以图根治；李士懋舍病从证，巧用白虎汤治哮喘；段富津重视辨虚实，补肺气；洪广祥治咳嗽变异性哮喘之气阳不足证主用温肺煎，急性发作、痰热壅肺夹瘀者用蠲哮汤，缓解期立截哮汤；晁恩祥提出风哮、风咳病名，擅用麻黄、地龙对药，用药强调收散、宣降结合，注重通调气机，自创多首经验方；徐经世注重补肾纳气、健脾宣肺、化痰祛瘀，自创经验方迪喘舒丸，丸剂缓图；郭诚杰创喘宁汤治成人实喘，创儿童肺脾肾虚喘方治儿童虚喘；唐祖宣将本病分为瘀、热、寒、虚等型论治。

# 王　琦：脱敏平喘汤

【组成】乌梅 10g，蝉蜕 6g，灵芝 10g，防风 10g，炙麻黄 6g，杏仁 6g，生石膏 20g，炙甘草 6g，黄芩 10g，浙贝母 10g，金荞麦 15g。

【功效】脱敏调体，宣肺平喘，清热化痰。

【主治】哮喘属痰热壅肺证者，症见过敏体质，哮喘常因过敏原诱发，发则喘促，喉中哮鸣，咳痰色黄黏稠，舌红苔黄腻，脉滑数。

【用法】水煎服，每日 1 剂。

【经验】脱敏平喘汤以乌梅、蝉蜕、灵芝、防风脱敏扶正调体以针对特禀质之体；以仲景麻杏甘石汤（炙麻黄、杏仁、生石膏、炙甘草）清热宣肺、降气平喘以针对哮病发作之机；以黄芩、浙贝、金荞麦清热化痰以针对痰热之证。因该方"体－病－证"三维合一，故取效迅捷。

临床上，若合并过敏性鼻炎哮喘综合征者，可在上方基础上酌加辛夷、苍耳子、白芷、细辛等以疏风散邪，宣通鼻窍；合并荨麻疹者，可酌加茜草、墨旱莲、地骨皮、白鲜皮清热凉血，除湿止痒；合并湿疹者，可合用麻黄连翘赤小豆汤以增强清热利湿解毒之功。

〔崔红生，姚海强.王琦：体－病－证三维防治支气管哮喘［N］.中国中医药报，2015-08-17（004）〕

# 王　琦：过敏调体方

【组成】乌梅20g，蝉蜕10g，无柄灵芝6g，（制）何首乌30g。

【功效】调体固本。

【主治】调理过敏体质，随症加减，治疗过敏性疾病，如哮喘、过敏性鼻炎、咳嗽变异性哮喘、过敏性皮肤病等。

【用法】水煎服，每日1剂。

**治疗哮喘**

【经验】哮喘因有痰之夙根，外邪侵袭而致哮鸣有声，根本在"痰"，其实质为肺脾肾失调，津液失于疏布，蕴结成痰，这与过敏体质禀赋不耐的认识不谋而合。"外邪闭塞、热郁于肺"是哮喘发作时的机制，基本治则为"辛凉宣泄、清肺降气平喘"，并以养阴润肺、化痰止咳善后。发作时以麻杏甘石汤为主方，重用石膏。气道痉挛、憋气严重者佐入射干、僵蚕、地龙等化痰息风解痉；咳喘痰多者，如上加入桃仁、杏仁、当归、浙贝母等；如见咳痰清稀等肺寒之象，佐入干姜、细辛、五味子等药温肺化痰散寒。痰气壅盛者，加入紫苏子、白芥子、莱菔子等化痰力强之药。王琦教授认为，哮喘将愈期或者缓解期，主要表现为肺肾阴虚、虚火上炎之证，应以百合固金汤为主方善其后，以百合、麦冬清润肺燥、清虚火而止咳；以生地黄、熟地黄养阴滋肾，白芍、当归养血柔肝保肺，浙贝母、桔梗等化痰止咳。

【验案】董某，女，33岁，2010年11月17日初诊。

患者主诉5年前因经常感冒，拟诊为鼻炎，服鼻炎康好转，后反复发作，遇灰尘、粉尘、螨尘、冷空气则发作哮喘。查过敏原为冷空气、灰尘、粉尘、螨尘。刻下症见鼻塞、胸闷。每天凌晨2～5时发作哮喘，发作时咽痒、咳喘、气短、无法平卧。需每天喷激素类药物。面色偏黄、面部皮脂腺分泌较多。舌红、苔黄。

诊断：过敏体质，病属支气管哮喘邪热郁闭型。

治疗：在调体基础上治以清宣肺热、化痰解痉。

处方：乌梅 15g，蝉蜕 10g，无柄灵芝 6g，百合 20g，（炙）麻黄 10g，杏仁 10g，石膏 30g，炙甘草 6g，金荞麦 20g，浙贝母 10g，射干 10g，地龙 10g。

21 剂，水煎服，每日 1 剂。服第 2 剂即感胸闷大减。

二诊：以上方稍作加减继续服用。

三诊：咳喘未作，停用激素喷剂，偶有胸闷、咳嗽。因用嗓过度略有喑哑，口干，舌略红、苔黄，余可。调体基础上治以养阴润肺、止咳化痰。处方：百合 30g，生地黄 10g，玄参 15g，浙贝母 10g，桔梗 10g，炙甘草 6g，麦冬 15g，当归 15g，白芍 20g，金荞麦 30g，乌梅 20g，蝉蜕 10g，无柄灵芝 6g，（制）何首乌 30g。21 剂。随访半年未复发。

**治疗咳嗽变异性哮喘**

【经验】本病为非典型表现的哮喘，主要表现为咳嗽持续反复发作，阵咳，一般夜间或者晨起加重，无明显炎症，可伴有咳痰。外邪之证不明显，基本治则为"清泻肺热、降气化痰"。在调体基础上加入黄芩、青黛等清肺热；百部、杏仁、桃仁、当归等润肺下气止咳；如有咳痰酌加浙贝母、川贝母、紫菀、款冬花等。

【验案】女，49 岁，2009 年 11 月 25 日初诊。

咳嗽、咽痒、咳白痰 5 个月。患者自诉自当年 6 月份开始出现咳嗽，有白痰，不喘。白天遇红花油、烟味等多种气味即咳嗽加重，夜间咳嗽不能平卧。服用消炎药、中成药效果不佳。医院诊为咳嗽变异性哮喘，查嗜酸性粒细胞比例为5.3%，快速C反应蛋白6mg/L。苔薄黄、脉缓。

诊断：咳嗽变异性哮喘痰热型。

治疗：在调体基础上治以清泻肺热、止咳化痰。

处方：（制）何首乌30g，无柄灵芝6g，乌梅20g，蝉蜕10g，黄芩10g，桃仁、杏仁各10g，当归10g，茜草15g，僵蚕10g，金荞麦30g，女贞子10g。21剂。

2010年1月13日二诊：服药3周后咳嗽渐减、夜能平卧而睡，不咳。白天仅对烟味过敏。苔薄黄，脉濡。兹以原法出入，少佐清肝安神之品。上方加夏枯草20g，百合30g，合欢花30g。30剂。上方服用30剂后，咳嗽愈，随访半年无复发。

〔李玲孺，张惠敏，王济，等.王琦辨体－辨病－辨证治疗过敏性疾病经验［J］.中医杂志，2012（20）：1720－1723〕

# 王　琦：麻杏二三汤化裁方

【组成】麻黄6g，杏仁6g，法半夏10g，陈皮10g，茯苓10g，甘草6g，生姜9g，莱菔子10g，紫苏子10g，白芥子10g，厚朴10g，乌梅10g。

【功效】化痰祛湿，降气平喘。

【主治】痰湿质哮喘；痰湿内蕴，肺气郁闭，升降失司证。症见：咳喘痰多，色白质稀，痰易咯出，喉中痰鸣，伴见胸脘痞闷，纳呆

体倦，大便溏，面色㿠白，舌淡红苔白腻，脉濡滑

【用法】水煎服，每日 1 剂。

【经验】该类哮喘患者肥胖者居多，常合并支气管扩张、阻塞性睡眠呼吸暂停综合征等疾患，易被感染所诱发，病情反复发作，不易控制。先贤云"痰为哮病之夙根""脾为生痰之源，肺为贮痰之器"，故痰湿内蕴、肺气郁闭、升降失司为此类哮喘发作的主要病机。

方中以二陈汤化痰祛湿以调痰湿之体；以三子养亲汤降气化痰，体证并治；以炙麻黄、杏仁、厚朴开宣肺气，降逆平喘以针对肺气郁闭、升降失司之病机。全方宣降同施，"体 – 病 – 证"兼顾，适用于哮喘发作期或慢性迁延期以"痰湿"为突出表现者。

若脾虚明显者，可加党参、白术、薏苡仁益气健脾利湿；若合并支气管扩张者，则合苇茎汤以增清热化痰排脓之功；若合并阻塞性睡眠呼吸暂停综合征者，可酌加当归、浙贝母、石菖蒲、枳壳、桔梗等活血化痰逐瘀，利气散结止鼾。

〔崔红生，姚海强．王琦：体 – 病 – 证三维防治支气管哮喘［N］．中国中医药报，2015–08–17（004）〕

# 王 琦：甘露消毒丹化裁方

【组成】茵陈 10g，滑石 10g，藿香 10g，通草 6g，石菖蒲 10g，白豆蔻 15g，射干 12g，杏仁 6g，连翘 10g，薄荷 10g，黄芩 10g，浙贝母 10g。

【功效】清热利湿解毒，降气化痰平喘。

【主治】湿热质哮喘；湿热交蒸，壅滞三焦证。症见发热烦躁，

面唇较红，哮喘声高息粗，喉中痰鸣，咽痛，痰液黏稠而黄，口渴喜冷饮，体倦胸闷，腹胀肢酸，小便短赤，大便干结或不实，舌红苔黄腻，脉滑数。

【用法】水煎服，每日1剂。

【经验】湿热质类患者夏季易发，常合并鼻窦炎、湿疹、支气管扩张等，哮喘急性发作期和慢性迁延期均可见到。清代王士雄《温热经纬》云："夏季湿热郁蒸……逆行犯肺，必生咳嗽喘促，甚则坐不得卧，俯不得仰。"析其病因病机，乃因湿热之人复感外邪，新旧合邪，湿热交蒸，壅滞三焦，痹阻于肺，肺气上逆，故发为咳喘。

方中茵陈、滑石、藿香、通草、石菖蒲、白豆蔻清热利湿化浊以调湿热之体，射干合杏仁降气化痰平喘以针对气机壅滞、肺气上逆之病机，连翘、薄荷、黄芩、浙贝母疏风清热解毒、化痰散结利咽以应对湿热胶结、疫毒上攻之证。全方"体-病-证"兼顾，上、中、下三焦并调，内外兼治，圆机法活，俾气机畅通，则诸症自除。

若外感症状明显者，可酌加牛蒡子、淡豆豉、厚朴以增疏风散热、宣肺降逆之功；合并鼻窦炎者，可酌加生薏苡仁、败酱草、鱼腥草以清热利湿解毒。

〔崔红生，姚海强. 王琦：体-病-证三维防治支气管哮喘［N］.中国中医药报，2015-08-17（004）〕

# 王 琦：血府逐瘀汤加味方

【组成】桃仁15g，红花12g，当归15g，川芎10g，赤芍10g，熟地黄 15g，牛膝 10g，柴胡 10g，枳实 10g，炙甘草 6g，桔梗 10g，前胡 10g。

【功效】理气活血通络，降逆化痰平喘。

【主治】瘀血质哮喘；瘀血内阻，气滞痰凝证。症见除哮喘表现外，临床常伴有面色晦暗，口唇青紫，胸痛，舌暗或有瘀点、瘀斑，脉细涩或结代。

【用法】水煎服，每日 1 剂。

【经验】血瘀质类患者一般年龄较大，病程较长，常与其他体质如气郁质、气虚质等相兼为患。久病入络，瘀血内阻，枢机不利，升降失和，肺气上逆，哮喘乃作，治当理气活血通络，降逆化痰平喘，方用血府逐瘀汤加减化裁。方中以桃红四物汤合牛膝活血化瘀通络，既调血瘀之体，又治瘀血内阻之证；四逆散合桔梗、前胡调枢机，和升降，化痰止咳平喘以策应哮喘枢机不利，升降失和之病机。全方"体－病－证"兼顾，气血双调，升降同施，标本兼治，为哮喘血瘀质之首选。

若伴有咽部不适，局部暗红明显者，可酌加玄参、郁金、木蝴蝶等凉血活血，生津利咽。

〔崔红生，姚海强 . 王琦：体－病－证三维防治支气管哮喘［N］. 中国中医药报，2015-08-17（004）〕

# 王　琦：玉屏风散合六君子汤加味方

【组成】黄芪 30g，白术 10g，防风 10g，党参 10g，茯苓 10g，炙甘草 6g，陈皮 10g，法半夏 10g，炒薏苡仁 15g，桂枝 6g，苏子

10g。

【功效】益气健脾化痰。

【主治】气虚质哮喘；肺脾气虚证。症见气短乏力，声低息微，动则喘甚，甚则不能平卧，自汗，面色无华，舌淡，有齿印，脉细弱。

【用法】水煎服，每日 1 剂。

【经验】气虚质患者易反复外感，常与痰湿质相兼为患，在缓解期表现明显，以肺脾气虚证多。

肺气虚则卫外不固，外邪易侵，哮喘易发；脾气虚则健运失司，痰饮内停，潜伏于肺，渐成夙根，故此类哮喘治当益气健脾化痰，方用玉屏风散合六君子汤加减化裁。方中黄芪、白术、防风益气固表，祛风散邪以除哮喘之诱因；党参、白术、茯苓、炙甘草益气健脾，培土生金以杜生痰之源。二方合用，标本兼顾，体证双调。陈皮、法半夏、炒薏苡仁、桂枝、苏子温肺化痰利湿、降逆止咳平喘以治哮喘痰饮内停、肺气上逆之病机。全方"体－病－证"三维合一，标本兼治，验之临床，疗效颇佳。

若以肺肾气虚、摄纳无权为主要临床表现者，可常服发酵冬虫夏草菌粉补肾益肺，止咳平喘。

〔崔红生，姚海强．王琦：体－病－证三维防治支气管哮喘〔N〕．中国中医药报，2015-08-17（004）〕

# 王 琦：桑杏汤加减方

【组成】南沙参 10g，麦冬 10g，百合 20g，桑叶 10g，杏仁 6g，浙贝母 10g，炙枇杷叶 15g，蝉蜕 6g，淡豆豉 10g，栀子 12g。

【功效】清肺化痰，养阴润燥止咳。

【主治】阴虚质之咳嗽变异型哮喘；阴虚痰阻，温燥伤肺证。

【用法】水煎服，每日 1 剂。

【经验】阴虚质类患者常见于咳嗽变异型哮喘和激素依赖型哮喘。咳嗽变异型哮喘每于秋季发作，干咳少痰，持续不已。秋天燥气主令，阴虚之体易受燥邪侵袭，耗津灼液，肺失清肃，上逆而咳。纵观"体-病-证"特点，以疏风清肺化痰、养阴润燥止咳为治疗法则，以桑杏汤为主方加减。方中以南沙参、麦冬、百合养阴润肺以调阴虚之体；以桑叶、杏仁、浙贝母、炙枇杷叶肃肺润燥化痰以策应其发作之病机；以蝉蜕、淡豆豉、栀子疏风清热以策应燥热伤肺之证。全方清宣凉润，"体-病-证"兼顾，环环相扣，故药简效宏。

〔崔红生，姚海强．王琦：体-病-证三维防治支气管哮喘［N］．中国中医药报，2015-08-17（004）〕

# 王　琦：知柏地黄丸合金水六君煎加减方

【组成】知母 10g，黄柏 10g，当归 15g，熟地黄 15g，山药 15g，山茱萸 12g，丹皮 9g，泽泻 10g，茯苓 10g，陈皮 10g，清半夏 10g。

【功效】滋阴降火，清热化痰，降逆平喘。

【主治】阴虚质之激素依赖型哮喘；阴虚火旺，痰热内蕴，升降失司证。

【用法】水煎服，每日1剂。

【经验】激素依赖型哮喘患者激素撤减前主要表现为阴虚火旺，痰热内蕴，升降失司。故治以滋阴降火，清热化痰，降逆平喘，方选知柏地黄丸合金水六君煎加减。

若患者在激素撤减中表现为阴阳两虚，寒热错杂，痰瘀互结者，可予乌梅丸调补阴阳平衡，活血化痰，降逆平喘。临证当审其阴阳之偏虚、寒热之偏盛、诱因之兼夹等因素，及时调整药物比例，加减化裁。

〔崔红生，姚海强．王琦：体－病－证三维防治支气管哮喘［N］．中国中医药报，2015-08-17（004）〕

# 刘志明：定喘汤合补肺汤加减方

【组成】白果12g，款冬花9g，杏仁9g，厚朴12g，人参9g，黄芪9g，白术9g，茯苓12g，苏叶12g，射干12g，当归9g，沙参15g，前胡9g，甘草6g。

【功效】降气平喘，补肺益气。

【主治】喘病之肺气逆上、本虚不固证。症见喘咳频发，喉中喘鸣，如水鸡声，痰色白质稀，精神差，面色白而无华，口唇发绀，畏寒，无发热，乏力，自汗，声音低沉，食欲减退，昼夜无法入睡，小便清长，大便少；舌质淡，苔薄白，脉沉细濡。查体：可见三凹征，满肺哮鸣音及少许小水泡音。

【用法】水煎服，每日1剂。

【经验】对于此种证候，刘老认为若非补肺益气之法，则将难于根治。本证，喘咳为甚，其"标"甚急，本着"标本兼顾，急则治标"的原则，刘老又合以降气平喘之法也。方中白果、款冬花、杏仁、前胡降气平喘；人参、黄芪、白术、茯苓补肺益气；苏叶散邪；射干祛痰；厚朴燥湿消痰，下气平喘；当归、沙参滋肺阴固本；甘草调和药性。诸药相合，共奏降气平喘、补肺益气之功。

对于哮病的治疗，刘老认为其多夙有宿根，外因实为诱发因素，初期属于寒证的居多，病久不愈则容易入里化热，当此之时，往往寒热错杂，单纯寒证或热证者少见，故治疗当寒温并用，寒者清其热，温者化其痰。

〔刘如秀.刘志明医案精解［M］.北京：人民卫生出版社，2010：116-118〕

# 刘志明：定喘汤合苏子降气汤加减方

【组成】白果 12g，麻黄 9g，款冬花 12g，半夏 9g，厚朴 12g，橘红 9g，苏子 12g，苏叶 12g，杏仁 9g，前胡 9g，黄芩 9g，沙参 18g，甘草 6g。

【功效】化痰清热，宣肺定喘。

【主治】喘病之痰浊内蕴，兼有里热证。症见喘咳，呼吸急促，动则加重，喉中漉漉有声，痰多质黏，黄白相间，咳吐不爽，精神欠佳，胸闷，气短，唇稍发绀，口干欲饮，食欲欠佳，眠差，小便黄，大便可；舌质红，苔薄黄，脉细数滑。

【用法】水煎服，每日 1 剂。

【经验】咳喘日久，由肺及肾，由上及下，肺肾之气两伤，肺不呼气，肾不纳气，权衡失司而致咳喘。受凉以后风寒邪气外伤皮毛，内阻肺气，肺失宣降而导致咳喘加重；况六气皆能化火，寒邪不解，郁而化火，亦可成肺热之喘。故始为风寒，终则为热，此乃邪之所变，不可不知。在辨证论治时，要注意各种证候并不孤立，治疗咳喘不离乎肺，也不限于肺，治疗实喘必须顾及虚证，治疗虚喘必须顾及实证，实喘治肺，虚喘治肾。

刘老以定喘汤、苏子降气汤合用，方中有麻黄之辛温，又有黄芩之苦寒相互制约，辛开苦降，相得益彰，避免偏寒偏热之弊；既有麻黄宣肺定喘，又有白果甘涩敛肺定喘，互制其短，各扬其长；半夏、苏子、款冬花、杏仁化痰祛饮止咳；厚朴下气宽胸除满；橘红止咳化痰；苏叶解表散寒；前胡下气祛痰止咳；黄芩清泄肺热，止咳平喘；沙参、甘草补气固本，全方合参标本兼顾。

〔刘如秀．刘志明医案精解［M］．北京：人民卫生出版社，2010：118-119〕

# 李士懋：白虎汤

【组成】生石膏40g，知母9g，生甘草7g，粳米1把。

【功效】清气分热，清热生津。

【主治】哮喘证属气分热盛，症见哮喘，不能平卧，烦躁，脉洪大者。

【用法】水煎服，每日1剂。

【经验】白虎汤乃《伤寒论》阳明热盛之主方。温病用于气分无形热盛。李老则于外感热病与内伤杂病均用之，认为后世概括本方四大症：大热、大汗、大烦渴、脉洪大，很有见地，较《伤寒论》条文所述脉症易于把握。若四大俱备，鲜有不效者，但如此典型的白虎汤证并不多见，杂病中更少。李老认为，四大中以脉洪大为必备之主症，其他三大或有或无，或见其他症状如头昏头痛、心悸惊怵、不寐、胸闷、憋气、喘咳、咯血、烦躁、恶心、衄等，只要脉洪大，皆予白虎汤主之。

【验案】张某，男，53 岁，干部。1972 年 12 月 8 日初诊。

哮喘病史十余年，1972 年冬，因感冒引起哮喘急性发作，予抗生素、激素、肾上腺素等，症状未能缓解。端坐呼吸不能平卧，汗出以头部为甚，烦躁不安，身无热，亦不渴，大便干。脉洪大，苔白微黄。此阳明热盛，蒸迫于肺而作喘。予白虎汤剂量如上。3 剂汗止，喘轻，已能平卧，大便已通，脉亦敛缓。

本案喘而汗出、脉洪大，并无大热、大烦渴，因脉洪大，断为阳旺热盛，蒸迫于肺而作喘，迫津外泄而为汗，故予白虎而获效。

〔李士懋，田淑霄.平脉辨证相濡医案［M］.北京：中国医药科技出版社，2015：60-61〕

# 段富津：外寒内热哮喘方

【组成】麻黄 6g，杏仁 15g，桑白皮 15g，射干 15g，炙紫菀 20g，炙枇杷叶 20g，陈皮 15g，黄芩 15g。

【功效】宣肺化饮，利气平喘。

【主治】哮喘证属外寒内热，症见哮喘伴哮鸣音，咳嗽微黄痰，苔白，脉弦滑者。

【用法】水煎服，每日1剂。

【经验】《诸病源候论》曰："其胸膈痰饮多者，嗽则气动于痰，上搏喉咽之间，痰气相击，随嗽动息，呼呷有声。"痰饮伏肺，肺气不利，故见喉中哮鸣有声，痰多。痰饮内停，日久化热，故见舌苔微黄，复感风寒，肺气闭郁，则胸膈憋闷滞塞，舌淡苔白脉滑，均为痰饮之象。本方由射干麻黄汤合定喘汤加减而成，方中麻黄宣肺散风寒，为定喘要药，杏仁宣利肺气而平喘，二药相配，一宣一降，以复肺之宣肃，故为君药。射干降气化痰利咽喉、炙枇杷叶、炙紫菀利肺气、止咳化痰；黄芩、桑白皮清肺热而平喘；共为臣药。佐以陈皮行气化痰，使气顺痰消喘止。

【验案】刘某，女，35岁，2011年11月3日初诊。

哮喘发作2个月余，发时伴哮鸣音，胸闷气急，咳痰微黄质黏，畏风恶寒，遇冷呼吸气急，舌淡苔白，脉弦滑。病初起，患者自以为伤风感冒，服清热化痰药不效，继而发为哮喘。予上方7剂，服后喘止，诉咽痛，舌淡苔白尖略黄，脉滑，上方加桔梗15g，牛蒡子15g。

〔段富津.段富津医案精编［M］.北京：科学出版社，2016：15〕


# 段富津：补肺益气哮喘方

【组成】生晒参15g，黄芪35g，桑白皮15g，地骨皮15g，杏仁15g，炙甘草15g，当归15g，陈皮15g。

【功效】补肺益气。

【主治】哮喘证属肺气亏虚，症见哮喘日久，气短乏力，动则气促，甚则不能平卧，咳嗽胸闷，痰白质黏，自汗，体瘦，舌红，苔白，脉弦滑略数者。

【用法】水煎服，每日 1 剂。

【经验】肺为五脏六腑之华盖，主气司呼吸。肺气亏虚，气失所主，故见气短，甚则气喘而端坐呼吸，《证治准绳》曰："肺虚则少气而喘。"气不化津，痰饮郁肺，故喉中哮鸣，咳痰不爽，胸闷。肺气虚卫外失司则自汗，舌红脉滑略数，可见内有伏火。本方为洁古黄芪汤加减而成，方中人参大补元气，黄芪补表气，实卫气，二药相配，大补一身表里之气，共为君药。肺有伏火，以桑白皮、地骨皮清肺平喘止咳，共为臣药。当归能治咳逆上气，杏仁降气平喘，陈皮行气化痰，共为佐药。炙甘草补气润肺止咳，调和诸药，为佐使。

【验案】吴某，男，83 岁，2011 年 8 月 2 日初诊。

哮喘 50 年，近因感冒病情加重，气短乏力，动则气促，喘甚不能平卧，咳嗽，胸闷，吐黏白痰，唇暗，大便干，小便无力，自汗，手颤，体瘦，舌暗红，苔白，脉弦滑略数。血压正常，有冠心病病史。予上方 7 剂，水煎服，日 2 次。

二诊喘减，痰黏，舌红，脉弦滑。上方加瓜蒌 15g 以理气宽胸，清肺化痰，止咳平喘，14 剂。

三诊明显好转，咳喘均轻，已可平卧，舌淡，脉弦滑。伏火已清，上方去桑白皮、地骨皮，增黄芪至 40g。14 剂。

四诊诸症大减，上方加减继服 30 剂，可以散步，上下四楼不需休息，纳眠均可，偶有轻微气短乏力，嘱其以黄芪煮水代茶服用。

〔段富津.段富津医案精编［M］.北京：科学出版社，2016：15-16〕

# 洪广祥：温肺煎

**【组成】**生麻黄10g，细辛3g，生姜10g，紫菀10g，款冬花15g，矮地茶20g，天浆壳15g。

**【功效】**温散肺寒，宣肺止咳。

**【主治】**咳嗽变异型哮喘之寒邪客肺证。症见慢性咳嗽，表现为刺激性干咳，夜间或清晨咳嗽较多见。遇寒或气候突变，闻特殊刺激性异味易诱发或加重咳嗽。平素怯寒，易感冒，易自汗。舌质淡红或暗红，舌苔薄白或白微腻，脉弱，如兼夹外感风寒，可显浮脉。支气管激发试验阳性，或支气管舒张试验阳性。支气管舒张药物、糖皮质激素治疗后咳嗽显著缓解者。

**【用法】**水煎服，每日1剂。

**【经验】**患者多为气阳不足体质，卫外功能下降，对外界环境及气候变化适应能力较差，因而常易外感或遇过敏物质而诱发和加重。其病机为寒邪客肺，肺失宣肃，气逆作咳。治疗要坚持标本同治和扶正固本的治则，提高机体的抗病能力，以减少复发。如风寒束肺证候较重者，可用小青龙汤合温肺煎加减；外有表寒，又阳虚内寒者，可用芪附汤合温肺煎加减；兼有寒郁化热者，可适当选加黄芩、白毛夏枯草、金荞麦根。病情基本缓解，可用温阳益气护卫汤（经验方）或补中益气汤加减扶正固本，可有效改善机体免疫力和对外界环境的适应能力，减少发作。

〔洪广祥.慢性干咳治疗之我见〔J〕.中华中医药杂志，2006，21（6）：344-348〕

# 洪广祥：蠲哮汤

【组成】葶苈子 10g，青皮 10g，陈皮 10g，槟榔 10g，大黄 10g，生姜 10g，牡荆子 15g，鬼箭羽 15g。

【功效】泻肺除壅，涤痰祛瘀，利气平喘。

【主治】支气管哮喘急性发作或哮喘持续状态；或喘息型支气管炎急性发作期，以哮喘痰鸣漉漉，或喘咳胸满，痰多不利等肺气壅实为主要表现者。

【用法】水煎服，每日 1 剂，每剂煎 3 次，分上、下午及临睡前服用，连服 7 天。重症哮喘或哮喘持续状态，且体质尚好者，可日服 2 剂，水煎分 4 次服。哮喘基本缓解后，改为常规服药法。药后1～3 个月内，若解痰涎状黏液便，为疗效最佳的标志。哮喘症状完全缓解后，大便自然恢复常态。

【经验】根据《内经》"肺苦气上逆，急食苦以泻之"的理论，全方着眼于疏利气机，故用葶苈子、青皮、陈皮、槟榔、牡荆子泻肺除壅，俾气顺则痰降，气行则痰消。肺与大肠相表里，哮证病作，多因肺气壅滞而致腑气不通，以致浊气不降而上逆，又加重肺气之壅滞，而使哮喘难以缓解，故方中伍大黄以通腑气，腑气通则肺气自降。鬼箭羽活血祛瘀，且具抗过敏作用，与逐瘀除壅之大黄相配，更能增强行瘀之力。哮证之作，多为外感诱发，伍生姜既可外散表寒，又可内散水饮，且能防葶苈子、大黄苦寒伤胃之弊。全方合用，共奏泻肺除壅、涤痰祛瘀、利气平喘之功。

加减：在一般情况下不必加减，如他症明显，可根据辨证酌情加药，如寒痰哮可加干姜、细辛；兼表寒加生麻黄、苏叶；热痰哮加黄芩、鱼腥草；有过敏性鼻炎后其他过敏症状，加蝉蜕、辛夷或白鲜皮、地肤子；大便不畅者，大黄宜生用后下；稀溏者，大黄宜熟用同煎，剂量不减。

〔米一鹗.卫生部国家中医药管理局评定首批国家级名老中医效验秘方精选（续集）［M］.北京：今日中国出版社，1999：59-60〕

# 洪广祥：截哮汤

【组成】生黄芪 10～15g，白术 6～10g，防风 10～15g，怀山药 15～30g，胡颓子叶 10～15g，牡荆子 10～15g，鬼箭羽 10～15g。

【功效】扶正固本，行瘀祛痰。

【主治】哮证服蠲哮汤缓解后的患者，尤其对中、老年体虚气衰，反复易感冒者适用。亦可用于喘息型支气管炎缓解期患者。

【用法】水煎服，每日 1 剂或研末制成蜜丸，每次 10g，日服 3 次。连服 3～6 个月。

【经验】方中用黄芪补气固表；白术健脾、补中焦以助肺气；防风助黄芪益气御风；怀山药益气补中，滋养肺肾，且有定喘宁嗽之功，与白术相配，增强实脾之力。哮证缓解期，虽虚多实少，但毕竟虚中夹实，痰瘀余邪未尽，遇气候骤变，极易引起病情反复。故伍牡荆子、鬼箭羽、胡颓子叶利气祛痰行瘀，补中兼疏，以防气机壅滞，有利于提高扶正固本方药的效果。本方为玉屏风散的变通方剂。针对哮证患者体虚气衰，易感外邪而设。

〔米一鹗．卫生部国家中医药管理局评定首批国家级名老中医效验秘方精选（续集）［M］．北京：今日中国出版社，1999：61-62〕

# 晁恩祥：黄龙平喘汤

【组成】炙麻黄 10g，地龙 10g，蝉蜕 10g，苏叶 10g，石菖蒲 10g，白果 10g，苏子 10g，白芍 10g，五味子 10g。

【功效】疏风解痉。

【主治】支气管哮喘之风哮，证属风邪犯肺，气道挛急者。症见发病前多有鼻痒、咽痒、眼痒，流清涕，打喷嚏，喉中不利等，发时喘鸣如水鸡声，喘促气急，胸中憋而不畅，气不得续，夜不得卧，伴微咳，痰少而黏，突发突止，夜重日轻，舌苔薄白，脉弦浮。

【用法】水煎服，每日 1 剂，分 2 次温服。

【经验】风哮是晁老总结提出的，有别于哮喘常见之寒哮、热哮。创制本方，常以之化裁治疗风哮。方中麻黄辛温，疏风散寒，宣肺平喘，宣中有降。地龙，咸寒泄降，息风解痉定喘。麻黄与地龙相伍，一温一寒，一宣一降，相得益彰，皆为治疗哮喘的要药。苏子，辛温入肺，善于下气消痰。蝉蜕性味甘寒，体轻性浮，能入肺经，宣肺定痉，与麻黄、地龙相伍，以增强解痉之力。白果甘苦涩，有敛肺气、定喘嗽之功。石菖蒲具有开窍、豁痰、理气、活血的功效。《内经》云："肺欲急，急食酸以收之。"故配伍酸温的五味子及苦酸微温的白芍，《神农本草经》记载五味子："主益气，咳逆上气。"酸收的五味子、白芍与辛散的麻黄、苏子相配伍，不但不产生敛邪之弊，而且既可制约麻黄等的辛散之性，又可甘酸配伍，解除痉挛，同时通过一酸一敛的相反相成，促进肺气的宣通。诸药合用，辛温宣肺，疏风解痉，通窍降气平喘，使风散痉消，肺气得以宣降，哮喘自平。

〔郭华，李成卫.咳喘证名家传世灵验药对〔M〕.北京：中国医药科技出版社，2010：142；陈燕.从晁恩祥教授验案解读黄龙平喘汤治哮特点〔C〕.中华中医药学会第十七次全国中医肺系病学术交流会论文集，2013：446-448〕


# 晁恩祥：邪热壅肺哮喘方

【组成】生石膏30g，生大黄6～10g，全瓜蒌30g，杏仁、炙麻黄各10g，鱼腥草30g，厚朴、黄芩各12g，生白芍15～20g，生甘草10g。

【功效】泻热通腑，降气平喘。

【主治】邪热壅肺，肺气不宣，兼见腑气不通之哮证，症见呼吸迫促，喉中哮鸣有声，胸闷息促，呛咳阵作，甚则张口抬肩，不能平卧，痰黄黏稠，不易咳出，身热汗出，口干或口苦，腹胀或稍胀，大便干结，几日不行或虽有便而不爽，舌红，苔黄腻或黄燥，脉滑数。

【用法】先煎生石膏15分钟，后加后8味药同煎10分钟左右，再入生大黄同煎分钟，两煎共取汁250mL。每日1剂，分2次服。

【经验】本方为麻杏石甘汤合《伤寒杂病论会通》大黄厚朴甘草汤加味。《伤寒论》42 条："发汗后，不可更行桂枝汤。汗出而喘，无大热者，可与麻黄杏仁甘草石膏汤。""热病，腹中痛，不可按，体重不能俯仰，大便难，脉数而大，此热邪乘脾也，大黄厚朴甘草汤主之。"

〔李兰群，邵宏君.晁恩祥运用泄热通腑法治疗热哮经验［J］.中华中医药杂志，1998，13（6）：73-74〕

# 晁恩祥：咳嗽变异型哮喘专方

【组成】炙麻黄 6g，杏仁 10g，紫菀 15g，苏子、苏叶、炙枇杷叶、前胡、地龙各 10g，蝉蜕 8g，牛蒡子、五味子各 10g。

【功效】疏风宣肺，散寒平喘。

【主治】咳嗽变异型哮喘证属风邪犯肺者。症见阵咳，咽痒，气急。咳嗽以干咳为主，少痰或无痰，发作具有阵发性、痉挛性的特点，常突然发作，骤然而止。

【用法】水煎服，每日 1 剂。

【经验】对本病晁老提出"风咳"诊断，指出风邪犯肺是其主要病因，确立疏风宣肺，缓急止咳的治法，创制上方为治疗之专方。方中麻黄在《伤寒论》中为散风除寒之大药，为本方之主药，疏风宣肺，散寒平喘，效力最宏，夏月亦不避之，有热者，可加生石膏以制之，一温一清，仿麻杏石甘汤之意。苏子、苏叶并用，一主散风，一主降气，且苏子味辛，降中有散，同源二品，相辅相成。杏仁、紫菀降气止咳，枇杷叶、前胡宣肺止咳，宣降结合，通调气机。

麻黄辛散，以驱邪外出，所谓"肺欲辛，急食辛以散之"；五味子酸敛，所谓"肺欲急，急食酸以收之"；一散一收，相反相成，调节气机。地龙、蝉蜕为虫类药，解痉散风之力雄，且地龙能缓急平喘，蝉蜕能解表。全方以散发为主，兼顾收敛，一散一收，一宣一降，通调气机。

对于咳嗽气急明显者，加乌梅10g、白芍10g以助五味子之力；此均收敛太过之药味，不宜久服，中病即止。"风为百病之长"，常兼寒、兼燥、兼湿。兼寒者，酌加荆芥10g、防风10g、桂枝10g、白芷10g等；兼热者，酌加金银花10g、连翘10g、黄芩10g、桑白皮10g、鱼腥草25g、瓜蒌10g等；兼燥者，加沙参10g、麦冬10g、川贝母10g等；兼湿者，加藿香10g、佩兰10g；咽喉肿痛者，加北豆根5g、僵蚕10g、玄参10g、青果10g、锦灯笼10g等；鼻塞喷嚏者，加苍耳子10g、辛夷花10g；肺肾虚亏者，应注意调补肺肾，视情况加太子参10g、黄精10g、山茱萸10g、枸杞子10g、仙灵脾10g等。

〔吴继全，陈燕，晁恩祥．晁恩祥治疗咳嗽变异型哮喘经验［J］.北京中医，2006，25（11）：657-658〕


# 晁恩祥：祛风解痉平喘汤

【组成】麻黄10g，蝉蜕10g，僵蚕10g，苏叶10g，苏子10g，地龙10g，石菖蒲10g，白芍15g，白果10g，五味子10g。

【功效】祛风解痉，通窍降气，豁痰平喘。

【主治】支气管哮喘急性发作期证属风盛痰阻，气道挛急者。症见发作前多有前兆性，如鼻塞、流涕、打喷嚏、鼻痒、眼痒、咳嗽、胸闷等症状，发病迅速，呈发作性、反复性，典型时喉中痰鸣气促，缓解时如常人。

【用法】水煎服，每日1剂，分2次服。重症1日2剂，分4次服。

【经验】方中麻黄祛风散寒，宣肺平喘，宣中有降，与地龙相伍，一温一寒，一宣一降，相得益彰；苏叶、苏子同麻黄相伍，不仅能增强祛风之力，而且可加强升降相协之功，使肺之宣降得以恢复；蝉蜕、僵蚕既能祛风达邪，以"伏其所主"，又可解除因风邪所致的气道挛急。《本草从新》记载石菖蒲"辛苦而温，芳香而散"，方中用之意在开达，白芍、五味子、白果敛降肺气，意在一宣一降，一开一合。诸药合用，祛风解痉，通窍降气，豁痰平喘，使风散痰消挛解，肺气得以宣降，哮喘自平。

〔米一鹗.卫生部国家中医药管理局评定首批国家级名老中医效验秘方精选（续集）[M].北京：今日中国出版社，1999：63；杨玉萍，晁恩祥.国医大师晁恩祥教授从风论治呼吸疾病理论[J].《中华中医药杂志》，2014（12）：3702-3704〕

# 徐经世：迪喘舒丸

【组成】生黄芪30g，熟女贞子15g，五味子10g，冬白术15g，广橘红10g，淮山药20g，甜杏仁10g，川贝母10g，车前草10g，鹅管石10g，补骨脂15g，淫羊藿15g，煅磁石30g，胡桃肉10g，皂荚10g，田三七6g，粉甘草5g，姜竹茹10g。

【功效】补肾纳气，祛痰化瘀，益气固表。

【主治】慢性咳喘。常见咳喘不已，疲乏无力，身无寒热，咳嗽少痰，久恋不已，舌暗红苔薄，脉沉细数。

【用法】上方10～15剂配用蛤蚧5对，共研细末以水泛丸或以胶囊装入，每服10g，日3次。

【经验】哮喘之病，日久则耗气伤阴，易生瘀滞。治本之中，常寓活血通络。方中磁石镇潜收纳、生化肾水、引火归元，配五味子以酸甘化阴、滋上补下、调节循环、平衡气机；取黄芪、女贞子益气养阴、固表护卫、补肾填精，两味同用，更胜一筹；白术、山药、橘红则健脾理气、补土生金，且山药还有固肾益精、益气补虚、润养肌肤、聪明耳目之功；贝母、杏仁、车前草化痰肃降、清上利下，配用鹅管石以温化痰浊、壮阳通痹；以补骨脂、淫羊藿、胡桃肉3味并用，可收到补下治上、母子同疗之效；皂荚、田七活血化瘀、病从络治；而竹茹、甘草则清化痰浊、调药入胃，使胃受纳，促其吸收。诸药合力，可标本兼施、缓解症状、调节整体、扶正固本。

〔卓思源.徐经世治疗哮喘经验〔N〕.中国中医药报，2008-11-26（004）〕

# 徐经世：痰浊壅塞哮喘方

【组成】南沙参12g，杏仁10g，炙桔梗10g，瓜蒌皮15g，葶苈子15g，苏子10g，莱菔子10g，蝉蜕6g，夜交藤25g，炙麻黄3g，车前草15g，粉甘草5g。

【功效】清化痰浊，肃肺平喘。

【主治】过敏性哮喘证属痰浊壅塞、肺失肃降者，症见每遇风寒或刺激性食物则发作，喉中痰鸣，痰多色黄，五心烦热，舌红苔薄，脉来弦数。

【用法】水煎服，每日 1 剂。

【经验】哮病是由呼吸道过敏而引起的一系列反应之一，患者大多具有特异性变态反应体质，过敏反应性疾病的临床症状多与中医风邪致病特点相似，故中药中如蝉蜕、乌梅、地龙、夜交藤、防风等具有散邪祛风作用的药物恰能拮抗人体特异性变态反应。徐老认为，治疗哮病等自身过敏反应性疾病，在中医治疗大法基础上加用一些具有抗过敏作用的中药，其效更著。上方以三拗汤合三子养亲汤加减而成。服上方痰热除后，若寒象显现，当转甘桔二陈以温燥痰湿。若标实诸证已缓，则治之从本，扶土图中，以防其复作，以玉屏风散加味治之。

〔徐经世.杏林拾穗·徐经世临证经验集粹［M］.北京：中国中医药出版社，2013：27-28〕

# 郭诚杰：喘宁汤

【组成】麻黄 10g，杏仁 10g，厚朴 10g，老湖茶 10g。

【功效】宽胸利气定喘。

【主治】实喘。症见突发胸闷气短，呼吸迫促，动则喘剧，不能平卧，张口抬肩，喘声明显，甚则面唇青紫，脉弦数。

【用法】水煎服，每日 1 剂，分 3 次服。

【经验】本方为早年从贾汉卿老师所授后，在该方加入厚朴，应用于临床实喘患者，多能缓解症状，尤其对常服氨茶碱无效的哮喘，可获良效，故供选用。

【验案】杨某，男，44岁。

既往无哮喘史，于1977年11月4日早在田间劳动，突感胸闷气短，继则呼吸迫促，稍动则喘益剧，其子用车拉回，邀余诊治，视患者靠坐床上，抬肩不足一息，其喘音外室可闻，面唇色青，脉弦数，配上方煎服，约10分钟后即缓解，可以半卧，下午煎服2次，病已愈。

（郭诚杰. 喘宁汤［J］.陕西中医学院学报，1989，12（1）：8，42）

# 郭诚杰：儿童肺脾肾俱虚哮喘方

【组成】百合15g，白果8粒，黄芪20g，白术8g，肉苁蓉10g，陈皮9g，升麻9g，柴胡9g，党参20g，山茱萸10g，山药10g，焦山楂、炒麦芽、神曲各10g，生姜6g，大枣3枚，核桃3颗。

【功效】补肺，健脾，益肾。

【主治】哮喘证属肺脾肾俱虚者，症见喘息急促，呼多吸少，气怯声低，咳声低弱，吐痰稀白，恶风畏寒，食欲欠佳。夜间手足发凉，伴盗汗，睡间有鼾声深浅不一。双肺呼吸音粗，无哮鸣音，舌质淡红，边有齿痕，苔薄而润，脉沉细弱。形瘦，肢冷，神疲，面色虚浮。

【用法】水煎400mL，日1剂，早晚空腹温服。

【经验】哮喘一证，其标在肺，其本在脾肾。缓解期哮喘之症状不明显，故缓则治其本，以健脾益肾为大法，方选补中益气汤加补肾纳气之品，意在"培土生金"，并"金水相生"。方中百合补肺阴，肉苁蓉温肾阳，山茱萸、山药益肾阴。纳气平喘用胡桃肉、肉桂、半夏、苏子，不可用蛤蚧等血肉有情之品，因为小儿年不过二八，血肉之品易引动相火，有揠苗助长之虞。现代药理学研究表明，补肾益精类动物药中激素含量丰富，不适用于发育前患者。盗汗加浮小麦、麻黄根、龙骨。静以生阴，动以生阳，若患儿多动（手指蠕动、头面晃动），则为阴不制阳，心神失敛，浮越于外，可以菖、远、茯、龙宁心定志，潜阳入阴。后续治疗，因久病不宜急取，宜改汤为丸，以期缓图。并可配合捏脊、按摩华佗夹脊穴，因背为诸阳之汇，按摩夹脊穴，振奋肺脾肾之阳气，促进脏腑功能的改善。

注意：①哮喘急性发作，当立即入院治疗；②平时培养小儿自理能力，注重饮食多样化，加强体育锻炼。

〔张卫华.著名针灸学家郭诚杰教授临床经验精粹［M］.西安：西安交通大学出版社，2013：282-284〕

# 唐祖宣：哮喘夹瘀方

【组成】射干 12g，麻黄 12g，细辛 6g，五味子 15g，半夏 15g，紫菀 15g，款冬花 15g，桂枝 12g，当归 12g，赤芍 12g，川芎 12g。

【功效】宣肺祛痰，下气平喘。

【主治】寒哮，症见胸闷憋胀，呼吸急促，难以平卧，形寒怕冷，遇寒则发，咳痰清稀，舌质淡，苔白，脉弦或紧等症。

【用法】水煎服，每日1剂。

【经验】哮喘病患者，因肺气虚弱，无论是寒痰或热痰聚结于胸中，都会使肺的宣降功能失常，久之则气郁、血瘀、痰滞，血瘀更加重气痰的郁滞，从而形成恶性循环。众所周知，哮喘病在中医辨证分型治疗时加用活血化瘀药对于病情的控制有一定效果，但临床运用时必须根据病情变化灵活运用才能取得好的疗效。过去我们每遇病机为寒郁化热或热郁较甚的患者，在中医辨证论治的基础上加入大量活血化瘀药，有时病情反而加重。后通过临床实践，我们认为，无论哮喘病重度或中度发作，在两肺满布哮鸣音且发绀等血瘀症状不太明显的情况下，应视病情变化，不加或少量加入活血化瘀药，以免炎症进一步加重，不利于病情的恢复。只有在哮喘发作症状缓解或血瘀症状明显的情况下，运用活血化瘀药，才能收到理想的效果。因此，在临床中应以气滞血瘀的临床表现作为施治依据，只有如此才能改善患者的预后。咳吐痰微黄者加贝母；痰盛者合三子养亲汤。

〔崔松涛，彭杰先，彭建华.唐祖宣医话医案集〔M〕.北京：科学出版社，2015：94-95〕

# 唐祖宣：热哮方

【组成】麻黄12g，石膏30g，半夏15g，甘草12g，胆星12g，赤芍12g，丹参12g，当归12g，生姜3片，大枣3枚。

【功效】宣肺泄热，止咳平喘。

【主治】热哮，症见胸中烦闷，呼吸气粗，咳吐黄痰，夏初或遇热发作，苔黄或腻，脉滑数。

【用法】水煎服，每日 1 剂。

【经验】热盛者加黄芩、贝母；痰多者加射干、杏仁、苏子、葶苈子以豁痰利气。哮喘症状控制后，对寒冷敏感者用玉屏风散加赤芍水煎常服；短气乏力者用黄芪、丹参、山药水煎常服；阴虚火旺者用山药、丹参、骨皮、玄参水煎常服。

〔崔松涛，彭杰先，彭建华．唐祖宣医话医案集［M］．北京：科学出版社，2015：94-95〕

# 唐祖宣：寒哮方

【组成】麻黄 12g，桂枝 12g，干姜 12g，炮附子 12g（先煎），射干 12g，陈皮 12g，炙甘草 12g，细辛 6g，白芍 15g，五味子 15g，桔梗 15g。

【功效】温阳化饮，宣肺平喘。

【主治】寒哮（发作期），症见发作性喘息气促，呼吸困难，胸闷，心悸，喉中哮鸣有声，咳声频频，咳吐白痰，面色晦暗，形寒怕冷。舌苔白，脉浮紧。

【用法】水煎服，每日 1 剂。

【经验】寒哮常因外感受寒、气候变化、季节交替或吸入不良刺激气体而诱发。反复发作，可致肺、脾、肾三脏俱虚。哮病发作的基本病理变化为"伏痰"遇感引发，痰随气升，气因痰阻，肺管痉挛，气道不畅，而致喉中痰鸣有声，气息短促。其急性发作期，治当温肺化饮，宣肺平喘。本方由小青龙汤化裁而来，方中麻黄、桂枝发汗解表，麻黄又能宣发肺气而平喘咳；干姜、细辛、桂枝温阳化饮；半夏燥湿化痰，和胃降逆；五味子收敛肺气；白芍和营养血，兼能养阴；炙甘草益气和中，调和诸药。

〔崔松涛，彭杰先，彭建华.唐祖宣医话医案集〔M〕.北京：科学出版社，2015：184-185〕

# 唐祖宣：脾肾两虚哮喘方

【组成】人参15g，白术15g，半夏15g，砂仁15g，肉桂15g，山茱萸15g，茯苓12g，陈皮12g，木香12g，附片12g，山药12g，白扁豆12g，桔梗12g，贝母12g，甘草12g，紫河车6g（研末冲服），蛤蚧6g（研末冲服）。

【功效】补肺固卫，健脾温肾，纳气平喘。

【主治】哮喘缓解期，症见喉中哮鸣声完全消失，无咳嗽及咳痰，但食欲欠佳，偶觉肢冷，舌淡苔白，脉沉细。

【用法】水煎服，每日1剂。

【经验】缓解期当从调理肺、脾、肾三脏着手。肺虚卫外不固，则每因外感受寒气候变化等而诱发哮喘，平素形寒怕冷，亦为肺虚之证。脾虚，健运失司，运化无权，食物不化精微，反为痰浊，咳吐白痰，咳声频频。此乃"脾为生痰之源，肺为贮痰之器"之意。久病肾气亏虚，摄纳失权，则见气促不足以息，动则息促。本方由香砂六君子汤合金匮肾气丸加减而成。方中人参健脾益胃；白术、茯苓健脾渗湿；半夏燥湿化痰；木香行气，砂仁化湿行气，温中止呕；附片温阳化气；山药、山茱萸补肝脾而益精血；白扁豆健脾化湿；

紫河车温肾补精，益气养血；蛤蚧助肾阳，益精血，补肺气，定喘嗽。诸药相合，共奏补肺固卫、健脾燥湿、纳气平喘之功。获效后当服丸剂以巩固疗效。

〔崔松涛，彭杰先，彭建华.唐祖宣医话医案集〔M〕.北京：科学出版社，2015：184-185〕

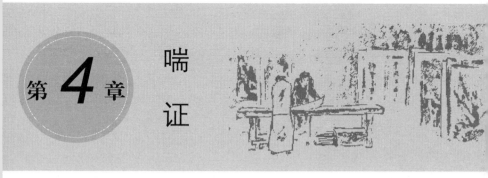

# 第4章 喘证

　　喘证是由于外感或内伤，导致肺失宣降，肺气上逆或气无所主，肾失摄纳，以致呼吸困难，甚则张口抬肩，鼻翼煽动，不能平卧为临床特征的一种病症。轻者仅表现为呼吸困难，不能平卧；重者稍动则喘息不已，甚则张口抬肩，鼻翼煽动；喘促持续不解，可发为喘脱。本病涉及多种外感及内伤疾病，可见于喘息型慢性支气管炎、肺部感染、肺炎、肺气肿、心源性哮喘、肺结核、矽肺及癔病性喘息等。中医将本病分为实喘、虚喘两类，实喘以痰浊为主；虚喘以气虚为主。病情复杂者下虚上实并见，或正虚邪实，虚实夹杂。实喘治肺，祛邪利气，寒者温宣，热者清肃，痰浊者化痰而兼降气、理气；虚喘治在肺肾，以肾为主，培补摄纳，补肺、健脾、益肾；虚实夹杂、下虚上实者，分清主次，标本兼治；寒热错杂者温清并用；喘脱者急宜扶正固脱，镇摄潜纳。现代医学疾病出现以喘息为主要症状时可参考本章辨证论治。

　　本章收录了刘志明、刘祖贻、李今庸、晁恩祥、徐经世、唐祖宣等国医大师治疗本病的验方27首。刘志明分表寒里热、痰饮留

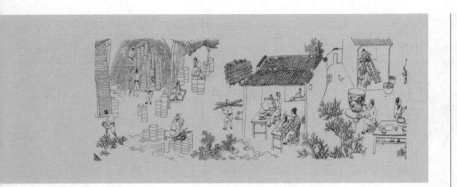

肺、痰热蕴肺、肝郁痰阻等型论治；刘祖贻分外寒内饮、痰热蕴肺、痰浊阻肺、肺气虚、肾气虚、阳虚水泛等型论治；李今庸将本病分为外寒内饮、温燥伤肺、体虚痰浊、阳虚水泛、心阳不振、瘀血内停等型论治；晁恩祥治疗慢性呼吸衰竭主张泄浊纳气，补泻兼施；徐经世巧用痛泻要方治疗木贼土虚、痰浊壅肺之喘证；唐祖宣以己椒苈黄丸合参附汤治疗肺心病心衰之喘证。

# 刘志明：麻杏石甘汤合苏子降气汤加减方

【组成】麻黄 6g，石膏 15g，杏仁 9g，黄芩 9g，苏叶 9g，苏子 9g，瓜蒌 9g，半夏 9g，橘红 9g，前胡 9g，生黄芪 15g，沙参 12g，甘草 6g。

【功效】宣肺泄热，兼补肺气。

【主治】表寒里热夹虚证。症见喘逆上气，胸部胀痛，息粗，鼻煽，咳而不爽，吐痰黏稠，伴形寒，身热，口渴，汗出，疲乏，饮食不佳，眠差，小便色黄，大便调；舌质红，苔薄微黄，脉弦滑。

【用法】水煎服，每日 1 剂。

【经验】本证喘咳日久，肺气久遏，素蕴里热，故应以宣肺泄热为主；然老年患者，肺肾气虚，又当兼补肺肾，故方用麻杏石甘汤合苏子降气汤加减。方中麻黄宣肺解表，石膏清泄肺热，两药相伍，宣肺而不助热，清肺而不留邪；杏仁、苏子、苏叶、前胡宣肺降逆，助麻黄宣降肺气平喘；黄芩、瓜蒌清肺泄热化痰；半夏燥湿，橘红理气，相伍以化痰湿；黄芪补气，沙参养阴，气阴双补；甘草甘以缓急，又可调和诸药，相伍为用，咳喘得平。

〔刘如秀. 刘志明医案精解〔M〕. 北京：人民卫生出版社，2010：124–125〕

# 刘志明：桂枝加厚朴杏子汤加减方

【组成】桂枝 9g，芍药 6g，厚朴 9g，杏仁 9g，苏子 9g，紫菀

12g，陈皮 6g，前胡 6g，桔梗 9g，甘草 6g。

【功效】温肺化饮。

【主治】痰饮留肺，肺失肃降证。症见喘咳，张口抬肩，胸中窒闷，痰多而黏，咳出不爽，纳少神疲，易汗出，夜寐不能平卧，二便调；舌质淡青，苔薄白，脉细滑。

【用法】水煎服，每日1剂。

【经验】《伤寒论·辨太阳病脉证并治上第五》曰："喘家作，桂枝汤加厚朴、杏子佳。"刘老指出仲景立此法以治疗气喘之人受凉而兼表证者也。本证素有咳喘，因受寒引发，患者咳喘汗多，痰白，舌淡苔薄白，故以桂枝加厚朴杏子汤加减治之。方中桂枝辛温解表，以解卫分之邪；桂芍合用，共奏调和营卫之功；甘草扶正调中，调补营卫生化之源；厚朴辛温，下肺气、消痰涎而平咳喘；杏仁苦温，苦泄降气、止咳平喘；苏子、厚朴降气；前胡、桔梗、陈皮化痰而兼调理气机；紫菀止咳平喘，病遂得愈。

〔刘如秀.刘志明医案精解［M］.北京：人民卫生出版社，2010：125-126〕

# 刘志明：定喘汤加减方

【组成】白果 12g，款冬花 9g，半夏 6g，苏子 9g，炙麻黄 10g，杏仁 9g，前胡 9g，桑白皮 12g，紫菀 9g，黄芩 6g，陈皮 9g，甘草 6g。

【功效】宣肺散寒，清肺化痰。

【主治】痰热壅肺证。症见喘咳，气急，张口抬肩，胸闷，痰黏，咳出不爽，口干，周身酸痛，纳食减少，眠差，二便调；舌质红，苔薄黄，脉滑数。

【用法】水煎服，每日 1 剂。

【经验】本证当属肺热痰阻之证。素以肺热为患，加之痰阻肺络，复感寒邪，受凉引起咳嗽发作，于是形成"外寒内热"之证，肺之宣发肃降失常。刘老认为本证治疗原则：一方面要宣肺，散在表之寒邪；另一方面要清化在里之痰热。宣肺散寒平喘选用定喘汤，加紫菀降气肃肺；前胡下气宽胸除满；陈皮理气化痰。

〔刘如秀.刘志明医案精解［M］.北京：人民卫生出版社，2010：126–127〕


# 刘志明：款冬花散加减方

【组成】款冬花 10g，紫菀 10g，杏仁 10g，桑叶 8g，生石膏 20g，百部 10g，防风 8g，蝉蜕 4g，黄芩 12g，厚朴 5g，乌梅 2 枚，甘草 6g。

【功效】清热化痰，降气平喘。

【主治】痰热壅肺证。症见喘咳，息粗声高，咳痰，痰色黄质黏，难以咳出，身微热，微汗出，咽干，胸闷，小便色黄，大便尚调；舌质红，苔薄黄，脉浮数。

【用法】水煎服，每日 1 剂。

【经验】《素问·至真要大论》云"诸逆冲上，皆属于火"，病火热则气盛而息粗也；况肺居五脏之上，升降往来，无过不及，或六淫七情之所伤，或食饱碍气之为病，由是呼吸之气不得宣畅而逆上致喘也。治当清热降火与宣肺理气同行：方中款冬花、紫菀、杏仁降气平喘，桑叶、防风、蝉蜕宣肺开郁，如此则升降如常，气机调畅；石膏大寒，黄芩苦寒，用以清利痰热；百部、乌梅之用，乃久咳肺气皆伤，敛之以缓；厚朴少用以取其调畅中焦气机之性；甘草调和升降之药，又可凉以清金，诸药配合，而喘证若失。

〔刘如秀.刘志明医案精解［M］.北京：人民卫生出版社，2010：127-128〕

## 刘祖贻：麻黄汤加减方

【组成】炙麻黄5g，桂枝10g，杏仁10g，甘草5g。

【功效】散寒宣肺。

【主治】风寒袭肺证。喘息胸闷，咳嗽，痰多稀薄色白，恶寒，无汗；舌苔薄白而滑，脉浮紧。

【用法】水煎服，每日1剂。

【经验】喘重者，加苏子、前胡降逆平喘；若寒痰阻肺，见痰白清稀量多泡沫，加细辛、生姜、半夏、陈皮温肺化痰，利气平喘。

〔卜献春，刘芳.刘祖贻临证精华［M］.北京：人民卫生出版社，2013：92-93〕

## 刘祖贻：桑白皮汤加减方

【组成】桑白皮10g，黄芩10g，栀子10g，杏仁10g，贝母

10g，半夏 10g，苏子 10g。

【功效】清泄痰热。

【主治】痰热郁肺证。症见喘息胸闷，咳嗽，痰多稀薄色白，恶寒，无汗；舌苔薄白而滑，脉浮紧。

【用法】水煎服，每日 1 剂。

【经验】若痰多黏稠，加瓜蒌、海蛤粉清化痰热；痰有腥味，配鱼腥草、金荞麦根、蒲公英、冬瓜子等清热解毒，化痰泄浊；身热甚者，加生石膏、知母、金银花等以清热。

〔卜献春，刘芳 . 刘祖贻临证精华［M］. 北京：人民卫生出版社，2013：93〕

# 刘祖贻：二陈汤合三子养亲汤

【组成】半夏 10g，陈皮 10g，茯苓 10g，甘草 5g，苏子 7g，白芥子 6g，莱菔子 10g。

【功效】化痰降逆。

【主治】痰浊壅肺证。症见喘而胸满如窒，甚则胸盈仰息，咳嗽痰多，黏腻色白，咳吐不利，呕恶纳呆；苔厚腻色白，脉滑。

【用法】水煎服，每日 1 剂。

【经验】痰浊壅盛，气喘难平者，加葶苈子、大枣涤痰除壅以平喘；若痰浊夹瘀，见喘促气逆，喉间痰鸣，面唇青紫，可用涤痰汤，加桃仁、红花、赤芍、水蛭等涤痰祛瘀。

〔卜献春，刘芳 . 刘祖贻临证精华［M］. 北京：人民卫生出版社，2013：93〕

# 刘祖贻：补肺汤合玉屏风散

【组成】人参 10g，黄芪 20g，白术 10g，防风 5g，五味子 5g，熟地黄 20g，紫菀 10g，桑白皮 10g。

【功效】补肺益气。

【主治】肺气亏虚证。症见喘促短气，气怯声低，咳声低弱，吐痰稀薄，自汗畏风；舌淡红，脉软弱。

【用法】水煎服，每日 1 剂。

【经验】寒痰内盛，加苏子、款冬花温肺化痰定喘；食少便溏，腹中气坠，肺脾同病，可予补中益气汤配合治疗。

〔卜献春，刘芳．刘祖贻临证精华［M］．北京：人民卫生出版社，2013：94〕

# 刘祖贻：金匮肾气丸合参蛤散

【组成】桂枝 10g，附子 5g，熟地黄 20g，山茱萸 10g，怀山药 10g，茯苓 15g，紫石英 10g，磁石 30g，蛤蚧 1 对。

【功效】补肾纳气。

【主治】肾不纳气证。症见喘促日久，气息短促，呼多吸少，动则喘甚，气不得续，小便常因咳甚而失禁，或有浮肿；舌淡苔薄，脉微细或沉弱。

【用法】水煎服，每日 1 剂。

【经验】若见喘咳，口咽干燥，颧红唇赤，舌红少津，脉细或细数，此为肾阴虚，可用七味都气丸合生脉散以滋阴纳气。如兼标实，痰浊壅肺，喘咳痰多，气急满闷，治宜化痰降逆，温肾纳气，可用苏子降气汤。

〔卜献春，刘芳．刘祖贻临证精华［M］．北京：人民卫生出版社，2013：94〕

# 刘祖贻：小青龙汤加减方

【组成】麻黄 5g，桂枝 10g，干姜 6g，细辛 3g，半夏 10g，甘草 3g，白芍 10g，五味子 5g。

【功效】温肺散寒，降逆涤痰。

【主治】风寒内饮证。症见咳逆喘满不得卧，气短气急，咳痰白稀，呈泡沫状，胸部膨满，恶寒，周身酸楚；舌暗淡，舌苔白滑，脉浮紧。

【用法】水煎服，每日 1 剂。

【经验】咳而上气，喉中如有水鸡声，表寒不著者，可用射干麻黄汤；若饮郁化热，烦躁而喘，脉浮，用小青龙加石膏汤兼清郁热。

〔卜献春，刘芳．刘祖贻临证精华［M］．北京：人民卫生出版社，2013：94-95〕

# 刘祖贻：定喘汤加减方

【组成】麻黄 10g，石膏 10g，黄芩 6g，桑白皮 10g，款冬花

10g，紫苏子 6g，半夏 10g，杏仁 10g，白果 10g，地龙 10g，甘草 5g，大枣 10g。

【功效】清肺泄热，降逆平喘。

【主治】痰热郁肺证。症见咳逆喘息气粗，痰黄或白，黏稠难咳，胸满烦躁，发热汗出，或微恶寒，溲黄便干，口渴欲饮；舌暗红，苔黄或黄腻，脉滑数。

【用法】水煎服，每日 1 剂。

【经验】痰热内盛，痰胶黏不易咳出，加鱼腥草、瓜蒌皮、贝母、海蛤粉以清化痰热；痰热壅结，便秘腹满者，加大黄、风化硝通腑泄热；痰鸣喘息，不能平卧者，加射干、葶苈子泻肺平喘。

〔卜献春，刘芳．刘祖贻临证精华［M］．北京：人民卫生出版社，2013：95〕


# 刘祖贻：苏子降气汤加减方


【组成】苏子 6g，陈皮 10g，法半夏 10g，当归 10g，前胡 10g，厚朴 10g，肉桂 5g，五味子 5g，大枣 10g，杏仁 10g，干姜 5g。

【功效】化痰降气，健脾益肺。

【主治】痰浊壅肺证。症见咳嗽痰多，色白或呈泡沫状，喉间痰鸣，喘息不能平卧，胸部膨满，憋闷如塞；舌苔腻或浊腻，脉弦滑。

【用法】水煎服，每日 1 剂。

【经验】痰多可加三子养亲汤化痰下气平喘；瘀血明显，加红花、丹参等；腑气不利，大便不畅者，加大黄以通腑除壅。

〔卜献春，刘芳．刘祖贻临证精华［M］．北京：人民卫生出版社，

2013：95〕

# 刘祖贻：涤痰汤加减方

【组成】半夏10g，茯苓10g，甘草5g，竹茹10g，胆南星6g，橘红10g，枳实10g，石菖蒲10g，人参10g。加安宫牛黄丸或至宝丹清心开窍。

【功效】涤痰开窍。

【主治】痰蒙神窍证。症见咳逆喘促日重，咳痰不爽，表情淡漠，嗜睡，甚或意识模糊，昏迷，撮空理线，或肢体瞤动、抽搐；舌暗红或淡紫，或紫绛，苔白腻或黄腻，脉细滑数。

【用法】水煎服，每日1剂。

【经验】痰热内盛，身热，烦躁者，加黄芩、桑白皮、葶苈子、天竺黄、竹沥；热结大肠，腑气不通者，加大黄、风化硝；若痰热引动肝风而有抽搐者，加钩藤、全蝎、羚羊角粉凉肝息风；唇甲发绀，瘀血明者，加红花、桃仁、水蛭活血祛瘀；如热伤血络，见皮肤黏膜出血、咯血、便血色鲜者，配清热凉血止血药，如水牛角、生地黄、牡丹皮、紫珠草（注：又称紫珠或止血草，散瘀止血，消肿止痛）、生大黄等。

〔卜献春，刘芳．刘祖贻临证精华［M］．北京：人民卫生出版社，2013：95-96〕

## 刘祖贻：生脉散加减方

【组成】太子参30g，人参叶10g，麦冬10g，五味子10g，仙鹤草30g，玉竹15g，矮地茶20g，鱼腥草15g，丹参15g，蝉蜕10g，木蝴蝶10g，重楼15g，甘草7g。

【功效】补肺纳肾，降气平喘。

【主治】心肺气虚证。症见心悸气短，稍动则发，轻咳，痰少色白，伴胸闷气促，口干喜饮，夜间偶有呼吸困难，动则气促难续，纳差，寐可；舌暗红，苔白腻，脉细数。

【用法】水煎服，每日1剂。

【经验】若肺虚有寒，怕冷，舌淡，加桂枝、细辛；兼阴伤，低热，舌红苔少，加麦冬、玉竹、知母养阴清热。

〔卜献春，刘芳.刘祖贻临证精华［M］.北京：人民卫生出版社，2013：96〕

## 刘祖贻：真武汤合五苓散

【组成】附子5g，桂枝10g，茯苓15g，白术10g，猪苓10g，泽泻10g，生姜10g，白芍10g，红花10g，赤芍10g，泽兰10g。

【功效】温阳化饮利水。

【主治】阳虚水泛证。症见面浮，下肢肿，甚或一身悉肿，脘痞腹胀，或腹满有水，尿少，心悸，喘咳不能平卧，咳痰清稀，怕冷，面唇青紫；舌胖质暗，苔白滑，脉沉虚数或结代。

【用法】水煎服，每日1剂。

【经验】水肿势剧，上凌心肺，心悸喘满，倚息不得卧，咳吐白色泡沫痰涎者，加沉香、黑白丑、椒目、葶苈子行气逐水；见面色苍白，冷汗淋漓，四肢厥冷，血压下降，脉微欲绝等喘脱危象者，急加参附汤送服蛤蚧粉或黑锡丹补气纳肾，回阳固脱。另参附、生脉、参麦、参附青注射液也可酌情选用。

〔卜献春，刘芳.刘祖贻临证精华［M］.北京：人民卫生出版社，2013：96〕

## 刘祖贻：间质性肺炎风寒痰热方

【组成】紫苏叶10g，防风10g，薄荷（后下）10g，杏仁10g，前胡10g，矮地茶15g，重楼30g，蝉蜕7g，甘草7g。

【功效】宣肺佐清痰热，益气温阳，活血化瘀。

【主治】间质性肺炎证属风寒外束，痰热蕴肺者。症见咳嗽频作，痰多而稠；胸闷，气促，恶寒，咽部不适；苔白中黄，脉细紧。

【用法】水煎服，每日1剂，早晚分服。

【经验】间质性肺炎临床治疗颇为棘手，每由外感触动，致急性加重，故重点在预防外感，西医无特效治疗方法。中医在缓解期通过辨证论治，提高机体正气卫外功能，对于延缓病情、延长患者生存率有独特的优势。

外感初起，根据“急则治其标，缓则治其本”的原则，先拟上方祛除外邪；外感症状渐去，而里虚渐显，若见动则汗出，为卫阳虚弱、不能固表之证，则可仿玉屏风意，加黄芪、白术大补脾肺之气，若背冷，为阳虚寒邪留恋，可入桂枝、细辛通阳散寒。

〔刘芳，周慎.刘祖贻医案精华［M］.北京：人民卫生出版社，2014：46〕

# 李今庸：苏子降气汤加减方

【组成】苏子10g，制半夏10g，陈皮10g，前胡10g，厚朴10g，沉香3g，当归6g，炙甘草8g。

【功效】祛痰降肺平喘。

【主治】喘咳，证属痰浊壅肺者，症见咳嗽喘气，痰多黏腻，胸中满闷，呕恶便秘，舌苔白，脉浮弦。

【用法】水煎服，每日1剂，温服，日2次。

【经验】痰浊壅肺，肺气失利，难以下降，故咳喘痰多，痰浊上逆，肺气臌郁，故胸满呕恶。方以苏子降气平喘，半夏、前胡、陈皮化痰降逆，厚朴宽中下气，沉香降气暖肾纳气，当归养血温润，又可防诸药之燥，甘草调中。全方降气化痰平喘。

〔李今庸.李今庸临床经验辑要［M］.北京：中国医药科技出版社，1998：184〕

# 李今庸：三子养亲加皂荚汤

【组成】苏子10g，白芥子10g，莱菔子10g，皂荚3g。

【功效】温肺化痰，降气消食。

【主治】喘证属体虚痰浊者，症见动则气喘，胸闷，痰咳出后喘则减轻，苔白腻，脉滑。且患者体质较差。

【用法】水煎服，每日 1 剂，温服，日 2 次。

【经验】方中苏子降气化痰，白芥子利气豁痰，莱菔子顺气开郁，降气祛痰，皂荚通肺祛痰导滞。

〔李今庸，李琳．李今庸临床用方集粹［M］．北京：中国医药科技出版社，2015：104〕

# 李今庸：清燥救肺汤

【组成】冬桑叶 10g，生石膏 10g，党参 10g，甘草 8g，胡麻仁10g，阿胶 10g（烊化），麦冬 10g，杏仁 8g（去皮尖炒打），炙枇杷叶 10g（去毛）。

【功效】养阴润燥清肺。

【主治】喘证属肺燥者。症见喘促气急，干咳无痰，或痰少而黏、不易咯出，甚则胸痛，痰中带血，或见鼻衄、口、唇、鼻、咽、皮肤干燥，尿少，大便干结，舌苔薄而干燥少津。或微有发热恶风寒，无汗或少汗，脉浮数或浮紧。

【用法】水煎服，每日 1 剂，温服，日 2 次。

【经验】《素问·阴阳应象大论》说："西方生燥，燥生金，金生辛，辛生肺。"是肺之为脏，在五行属金，在六气则主燥。若患者有咳血史，肺阴素亏，则少遇燥热，即失其清肃之性，肺气逆上，呼吸急促而喘气。肺气不降，逆浮于上，则胸闷不舒。肺阴亏虚，燥热内郁，无以布津，则烦躁而口干燥，苔薄少津。其病在肺，肺位居高，则脉应之而浮；阴液亏少，无以充养血脉，则脉见细而无力，清燥救肺汤方，用党参、麦冬、巨胜子（黑芝麻）、阿胶补肺养阴，杏仁、桑叶、枇杷叶润燥解郁降逆，石膏清热以除烦，炙甘草补中培土以生肺金，且调和诸药，使热得以清，燥得以润，肺阴得以滋养。

【验案】患者，男，60岁，1950年9月某日就诊。

素有咳血病史，今日突发喘气，呼吸痰促，胸闷不舒，烦躁，口咽干燥，苔薄少津，脉浮细无力。

中医辨证：肺阴不足，燥热内郁。

治法：滋养肺阴，润燥清热。

处方：清燥救肺汤。麦冬12g，巨胜子10g，党参10g，冬桑叶10g，炙甘草10g，石膏10g，枇杷叶10g（去毛炙），杏仁10g（去皮尖炒打），阿胶10g（烊化）。

以上9味，以水先煎8味，待其水减半，取汁，去渣，入阿胶烊化，每日1剂，分2次，温服。药服1剂而喘减，2剂而喘平。

〔李今庸.李今庸临床经验辑要［M］.北京：中国医药科技出版社，1998：185-186〕

# 李今庸：真武汤加减方

【组成】炮附片10g，茯苓10g，白术10g，干姜10g，细辛6g，五味子8g，白芍10g。

【功效】温阳化饮止喘。

【主治】阳虚水泛，上凌心肺见咳喘，心悸，吐白色泡沫，四肢不温，小便不利，甚则肢体浮肿，舌质淡胖，脉象沉细。

【用法】水煎服，每日 1 剂，温服，日 2 次。

【经验】肾阳虚衰，不能温化水饮，因而水泛为患，为痰为饮，饮邪内盛循经逆于胸中，上凌心肺，故见咳喘心悸，吐白色泡沫。因肾阳不足，不能温养于手足，且气化失职，故四肢不温，小便不利，甚至肢体浮肿。方中附子辛热，温肾阳，祛寒邪；白术健脾制水；茯苓、白芍利小便，使附子发挥温阳逐饮作用后，其毒从小便而去；干姜、细辛、五味子散寒止咳。阳复饮去，则喘自平。

〔李今庸.李今庸临床经验辑要［M］.北京：中国医药科技出版社，1998：186-187〕

# 李今庸：茯苓四逆汤加味方

【组成】茯苓 10g，党参 10g，炮附片 10g，干姜 10g，炙甘草 8g，桂枝 10g。

【功效】益气通阳。

【主治】心阳不振喘息，症见头晕心悸，胸闷气短，甚则喘息，面色㿠白，肢冷形寒。脉细弱。

【用法】水煎服，每日 1 剂，温服，日 2 次。

【经验】《灵枢·邪客》说："宗气积于胸中，出于喉咙，以贯心脉，而行呼吸焉。"因心亦主呼吸，如阴寒过盛，心阳不足，鼓动无力，则胸闷喘息，阳气不达，则头晕心悸，面白肢冷。方以茯苓、党参、炙甘草补气；附子、干姜益阳祛寒；桂枝温经通阳。诸药合用，可温经祛寒，益气通阳，心阳充盛，鼓动有力，则呼吸正常。

〔李今庸. 李今庸临床经验辑要［M］. 北京：中国医药科技出版社，1998：187〕

## 李今庸：瘀血内阻喘息方

【组成】当归10g，川芎10g，赤芍10g，蒲黄10g，五灵脂10g，桂枝10g，桃仁10g，红花10g。

【功效】活血化瘀通阳。

【主治】喘证，属瘀血内阻者，症见心悸怔忡，胸闷不舒，甚则心痛喘息，舌质紫暗，脉涩。

【用法】水煎服，每日1剂，温服，日2次。

【经验】因瘀血内阻，气滞不通，故心悸怔忡，胸闷不舒。心阳阻痹，心络挛急，故心痛、喘息。血行不畅，则舌暗脉涩。方用失笑散加味，当归、川芎、赤芍活血；蒲黄、五灵脂、桃仁、红花化瘀；桂枝通阳。瘀血去，心阳通，喘息、胸闷、心痛等症可止。

〔李今庸，李琳. 李今庸临床用方集粹［M］. 北京：中国医药科技出版社，2015：107；李今庸. 李今庸临床经验辑要［M］. 北京：中国医药科技出版社，1998：187-188〕

## 李今庸：小青龙汤

【组成】麻黄10g，桂枝10g，白芍10g，五味子8g，细辛6g，干姜 10g，制半夏 10g，甘草 10g，石膏 15g。

【功效】外散表寒，内降水饮。

【主治】哮喘证属外寒内饮者，症见恶寒发热较重，喘息上气，唾白色泡沫，喉中有哮鸣声，苔白，脉浮。

【用法】水煎服，先煮麻黄去上沫，纳诸药再煮，每日 1 剂，温服，日 2 次。

【经验】方中以麻黄、桂枝发表散寒；半夏逐饮；白芍利小便，导水饮下出；干姜、细辛、五味子止咳，且干姜、细辛温里散寒，助半夏逐饮；甘草调和诸药。如烦躁者，是内有郁热，加石膏 10g，以清热除烦。

【验案】某女，23 岁，某学校教工家属，1958 年 8 月某日就诊。

患者自幼病哮喘，每冬夏两季发作。今怀孕 3 个月，2 天前哮喘复发，胸中满闷，呼吸气塞，倚物布息，不能平卧，喉中喘鸣，咳唾白色泡沫，烦躁，心下有水浸泡感，心窝部时贮少许汗水，苔白，脉浮。

治法：外散表寒，内降水饮，佐以清热除烦。

处方：小青龙加石膏汤。麻黄 10g，桂枝 10g，白芍 10g，五味子 8g，细辛 6g，干姜 10g，制半夏 10g，甘草 10g，石膏 15g。

上方服 3 剂，哮喘减轻，改拟厚朴麻黄汤：厚朴 12g，麻黄 10g，干姜 10g，五味子 8g，细辛 6g，石膏 15g，半夏 10g，杏仁 10g（去皮尖炒打），小麦 20g，3 剂。服完诸症悉退，至春节后顺利分娩。唯产后偶感寒邪，哮喘又复发。仍以小青龙汤外散寒邪，内降水饮，加当归 10g、川芎 10g，以养血活血为治。药服 10 余剂病愈，至今未复发。

〔李今庸．李今庸临床经验辑要［M］．北京：中国医药科技出版

社，1998：190-192〕

# 晁恩祥：泻浊纳气方

【组成】葶苈子 10g，大黄 5g，石菖蒲 10g，山茱萸 10g。

【功效】泻浊纳气，醒神开窍。

【主治】慢性呼吸衰竭，肺性脑病证属肺肾气虚，痰瘀内阻者。症见喘促，汗出，咳痰量多，下肢浮肿，大便不畅或干结，四肢末梢、口唇发绀，舌质暗、舌下静脉迂曲等。

【用法】每日1剂，水煎2次分服。重症1日2剂，分4次服。

【经验】本方是针对慢性呼吸衰竭而设，晁老在继承前人治疗肺系病经验的基础上，结合现代医学对本病的认识，根据此类患者的情况，对病因病机进行了探讨。根据中医"肺主气，司呼吸""肾主纳气、久病及肾"的理论，明确提出了"肺衰"的概念，其主要病机为本虚标实，本虚为肺肾气虚，标实为痰浊、瘀血内阻。在肺病终末期，患者多出现呼吸困难、汗出等症状，与《内经》"喘息汗出，此为肺绝"相一致；患者多有四肢末梢、口唇发绀，舌质暗、舌下静脉迂曲等体征，均为瘀血内阻的表现；患者急性加重多为感染所诱发，咳痰量多；体循环瘀血可表现为下肢浮肿；肠道传导功能下降，而多出现大便不畅或大便干结之情况。因此晁老认为本病的基本病机为肺肾气衰，痰饮咳嗽。方中葶苈子，味辛苦，性大寒，入肺与膀胱经。能下气行水，善治肺壅喘急、痰饮咳嗽、水肿胀满等症。大黄，性寒味苦，归肺、大肠、肝经。有泄热解毒、荡涤积滞、行血破瘀、推陈出新之功。《本草正义》言其"迅速善走，直达下焦，深入血分，无坚不破，荡涤积垢，有犁庭扫穴之功"，大黄、葶苈子合用可以起到通腑泻下、清热化瘀之用。山茱萸，微温，味酸，入肝肾二经。有补益肝肾、敛精固虚之功。张锡纯在《医学衷中参西录》中言其大能收敛元气，振奋精神，固涩滑脱。收敛之中兼有调畅之性。石菖蒲辛苦、性温，归心、肝、胃经，具有化痰开窍、聪明耳目、化湿和胃、散寒除痹的功能，山茱萸与石菖蒲配伍可以起到纳气开窍的作用。诸药相和，具有泻浊纳气、开窍醒神之作用，使痰瘀可消，肾气得纳，气喘得平，喘汗自止，血脉畅通。

〔晁恩祥．晁恩祥临证方药心得［M］．北京：科学出版社，2012：128〕

# 徐经世：痛泻要方加味

【组成】白术 10g，陈皮 6g，炒白芍 15g，防风 10g，蝉蜕 3g，夜交藤 15g，桔梗 10g，杏仁 6g，金沸草 6g，炙麻黄 2g，甘草 3g。

【功效】扶土泻木，化痰平喘。

【主治】喘证，证属木贼土虚、痰浊壅肺者。症见喘促，活动后加重，易烦躁不安，喜动不静，纳差，大便时干时稀，小便正常，舌淡，苔薄白，脉弦细。

【用法】水煎服，每日 1 剂。

【经验】痛泻要方虽为肝强脾弱、木贼土虚之痛泻而设，但徐老据多年临床实践经验，认为此方不但可以治疗木贼土虚之痛泻，对荨麻疹、哮喘、小儿虫积症、抽动症等，只要其病机为肝郁脾虚者，皆可灵活施用。患者之烦躁不安，徐老认为用琥珀敷脐外治甚好。

琥珀性平无毒，专入心肝二经，功擅镇惊安神、散瘀止痛、利水通淋。脐连通五脏六腑、四肢百骸，可作为内病外治的最好穴位。小儿（10岁以下）脏腑功能尚在发育阶段，未能完善，应顺其势，故一般小病最好不用内服药物，而尽量用外治。

【验案】吕某，女，5岁，2009年7月9日初诊。

喘促1年半，活动后加重，感冒后痰多。曾在省立医院检查示：闭塞性细支气管炎。纳差，大便时干时稀，小便正常，曾屡用中西医治疗，未见疗效，舌淡，苔薄白，脉弦细。按其脉症，乃系木贼土虚、痰浊壅肺之象，拟予扶土泻木、化痰平喘法为先。处上方10剂。

二诊：咳嗽咳痰好转，喘促时好时坏，活动后加重，纳食、睡眠尚可，易烦躁不安，守原方加减。处方予以白术10g，橘红10g，防风10g，炒白芍15g，乌梅10g，夜交藤15g，磁石15g，炙桔梗10g，麦冬10g，远志10g，甘草3g。10剂。另以琥珀10g用两层纱布袋封口，置入脐中，用胶布固定。晚上放置，早起取下。

三诊：喘促好转，烦躁不安亦减。处方予以竹茹10g，石斛10g，白术10g，橘红10g，蝉蜕3g，夜交藤15g，炒白芍15g，防风10g，远志10g，乌梅10g，灯心草3g。10剂。琥珀外敷继续。

四诊：喘促已平，但活动剧烈后仍有喘息。

〔徐经世．杏林拾穗·徐经世临证经验集粹［M］．北京：中国中医药出版社，2013：29-31〕

# 徐经世：气阴两虚喘症方

【组成】南北沙参各12g，川贝母10g，杭麦冬12g，炙五味子

10g，炙远志 10g，酸枣仁 25g，生赭石 15g，淡竹茹 10g，车前子（布包）10g，丝瓜络 20g，芦根 20g，生甘草 6g。

【功效】益气养阴，纳气平喘，佐以通利。

【主治】喘证，证属气阴两虚、肾失摄纳者。症见咳喘日久，动则喘促不已，语不成声，面浮肢肿，口干欲饮，舌淡红少津，脉虚数。

【用法】水煎服，每日 1 剂。

【经验】气阴两虚，何以又遣通利之药？因见面浮肢肿之实形也，本虚标实，故佐以通利，于大队益气养阴平喘药中佐以车前子、丝瓜络，以收肿消而喘平之效。

〔徐经世.杏林拾穗·徐经世临证经验集粹［M］.北京：中国中医药出版社，2013：31-32〕

# 唐祖宣：己椒苈黄丸加味治喘方

【组成】防己 15g，椒目 5g，葶苈子 5g，大黄 5g，制附片 15g，干姜 10g，红参 10g，茯苓 30g。

【功效】肃肺降浊，益气温阳。

【主治】肺心病伴心衰（水肿），证属脾肾阳虚、痰湿壅盛者。症见周身浮肿，腹满而喘，心悸，四肢厥冷，痰涎壅盛，舌紫苔薄黄，脉细促者。

【用法】水煎服，每日 1 剂。

【经验】本方由防己、椒目、葶苈子、大黄 4 味药物组成。方中防己行水泻热，椒目燥湿降逆，葶苈子化痰平咳，大黄泻热破积，

4味相伍，组成肃肺荡饮、通肺坠痰之剂。附子、干姜乃四逆汤意；红参合附子乃参附汤，益气回阳；重用茯苓健脾利湿，若肿甚可加厚朴。

〔唐丽.唐祖宣应用己椒苈黄丸经验［J］.湖南中医杂志，2009（5）：37-38〕

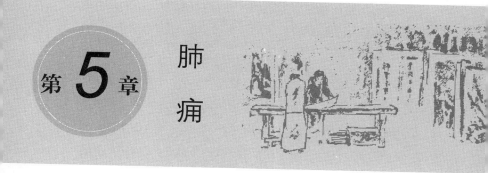

第 **5** 章 肺痈

　　肺痈是肺叶生疮，形成脓疡的一种病症，属内痈之一。临床以咳嗽、胸痛、发热、咳吐腥臭浊痰，甚则脓血相间为主要特征。多发于青壮年，本病分初期（表证期）、成痈期、溃脓期、恢复期等4期，少数患者脓毒不净，邪恋正虚，日久不愈而转为慢性。治疗以祛邪为原则，宜清热解毒，散结消痈，化瘀排脓。初期清肺散邪，成痈期清热解毒、化瘀消痈，溃脓期排脓祛毒，恢复期益气养阴，邪恋正虚则扶正祛邪。现代医学肺脓肿，以及化脓性肺炎、肺坏疽、支气管扩张症、支气管囊肿、肺结核空洞伴化脓感染而表现为肺痈者，可参照本章辨证论治。

　　本章收录了刘志明、李今庸、洪广祥等国医大师治疗本病的验方10首。刘志明以苇茎汤加减治疗风温时邪蕴结于肺证，苇茎汤合射干麻黄汤治疗痰热蕴肺、肺气壅滞证，小柴胡汤合葶苈大枣泻肺汤治疗本病及大叶性肺炎证属风寒束表、痰浊壅肺，胸片示肺实变及胸腔积液者；李今庸用经方桔梗汤、桔梗白散治疗本病病久势缓，

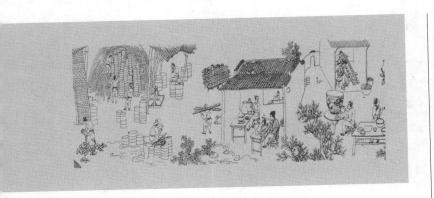

薏苡附子败酱散治疗本病素体阳虚者，更用以毒攻毒法，拟活蟾蜍单方，治疗本病咳吐脓血腥臭者；洪广祥治疗本病重在清热宣肺，喜用生麻黄配伍大剂量鱼腥草。

# 刘志明：千金苇茎汤加减方

【组成】苇茎 24g，生薏苡仁 24g，冬瓜子 24g，桑叶 9g，金银花 12g，赤芍 9g，瓜蒌 12g，贝母 9g，杏仁 9g，桔梗 6g。

【功效】清热解毒，化痰排脓。

【主治】肺痈证属风温时邪，蕴结于肺者，症见咳嗽，咳吐脓黄色黏痰量多，发热，胸闷，右侧胸痛，咳嗽及呼吸时加重，面红目赤，汗出，饮食不振，眠差，小便短赤，大便干结；舌质红绛，苔薄黄，脉细数。胸片：肺实变。

【用法】水煎服，每日 1 剂。

【经验】肺脓肿属于中医学"肺痈"范畴，主要症状为咳吐腥臭脓痰。中医学对肺痈的描述，首见于《金匮要略·肺痿肺痈咳嗽上气病脉证治第七》，其曰："风伤皮毛，热伤血脉，风舍于肺，其人则咳，口干喘满，咽燥不渴，时唾浊沫，时时振寒。热之所过，血为之凝滞，蓄结痈脓，吐如米粥。始萌可救，脓成则死。"明确指出了肺痈之发生、发展、临床表现、预后转归等。《备急千金要方》提出用苇茎汤治疗肺痈，刘老认为此方能清化痰热、活血排脓，是治疗肺痈的有效方剂；本方在苇茎汤的基础上加化痰排脓的桔梗、贝母等，特别加重清热解毒的药物如鱼腥草、黄芩；热退之后，则同时注重扶正，用黄芪、白术、沙参、麦冬等益气健脾养阴，意在培土生金。本证应分期论治，有攻有守，邪正兼顾，才能速愈。

〔刘如秀．刘志明医案精解［M］．北京：人民卫生出版社，2010：133-135〕

# 刘志明：射干麻黄汤合千金苇茎汤加减方

【组成】射干 10g，炙麻黄 8g，生石膏 30g，杏仁 10g，黄芩 15g，芦根 12g，薏苡仁 15g，冬瓜仁 12g，紫菀 10g，款冬花 10g，浙贝母 10g，生甘草 6g。

【功效】清热化痰，宣肺排脓。

【主治】肺痈、大叶性肺炎，证属痰热蕴肺、肺气壅滞者。症见发热、咳嗽、咳吐黄脓痰伴胸闷，疲乏无力，头部昏沉，咳引胸痛，黄脓痰增多，舌质红，苔薄黄，脉滑数。

【用法】水煎服，每日 1 剂。

【经验】《金匮要略·肺痿肺痈咳嗽上气病脉证治第七》曰："咳而胸满，振寒，脉数，咽干不渴，时出浊唾腥臭，久久吐脓如米粥者，为肺痈。"可见肺痈者，临床以咳嗽、胸痛、发热和吐痰腥臭，甚则咳吐脓血为特征，症见发热阵寒、咳嗽、胸痛、气急、甚则咳喘不得平卧、吐出腥臭脓性黏痰、或咳吐脓血等。本证虽无咳吐脓血，但其咳嗽、胸痛、发热等症并见，故刘老以"肺痈"之症治之也。本证者以咳嗽、吐黄脓痰、胸痛、发热为主症。发热、咳黄脓痰者，痰热瘀肺也；咳引胸痛者，肺气壅滞也，故本证当以清热化痰、宣肺排脓为法，方用射干麻黄汤合千金苇茎汤加减。方中麻黄宣通肺气，调畅气机，利脓痰排出；射干开结消痰；石膏、黄芩清解肺热，以截肺痈之源；杏仁、紫菀、款冬花温润除痰、下气止咳；芦根清肺热以利窍，冬瓜仁清热化痰、利湿排脓，两者配合，清肺宣壅，涤痰排脓也；薏苡仁上清肺热而排脓，下利肠胃而渗湿；三药合用，共奏清热、排脓、逐瘀之功，为治肺痈成脓之常法。若痰热渐清，出现阴液亏虚之象，可于前方酌加沙参、麦冬以滋肺阴。

〔刘如秀．刘志明医案精解［M］．北京：人民卫生出版社，2010：135-136〕

# 刘志明：小柴胡汤合葶苈大枣泻肺汤加减方

【组成】柴胡 12g，桑叶 8g，半夏 10g，黄芩 10g，葶苈子 8g，鱼腥草 15g，党参 10g，杏仁 10g，前胡 10g，桔梗 8g，生姜 3g，大枣 12g，甘草 6g。

【功效】疏风散寒，泻肺平喘。

【主治】肺痈，悬饮；肺炎，胸腔积液，证属风寒束表、痰浊壅肺者。症见反复发热，伴咳嗽，呕吐，胸闷，憋气，微恶风寒，自汗出，咳嗽，咳痰，咳引胸痛，舌质红，苔白腻微黄，切其脉弦滑稍数。查血常规白细胞升高，胸片示肺实变及胸腔积液。

【用法】水煎服，每日 1 剂。

【经验】《金匮要略·肺痿肺痈咳嗽上气病脉证治第七》云："肺痈，喘不得卧，葶苈大枣泻肺汤主之。"《金匮要略浅注补正》评曰："此言肺痈始萌，在将成未成之时，邪气尽壅于肺，喘不得卧，以葶苈大枣泻肺汤主之，乘其未集而击之也。"本证咳而胸满，振寒脉数，咽干，乃肺痈尚未成脓，故刘老以葶苈之苦寒滑利、开泻肺气、泄水逐痰，并认为其是治疗肺痈上气咳嗽、止喘促、除胸中痰饮之上品；又以大枣补中益气、和阴阳、调营卫、润心肺，兼能止嗽；佐葶苈之峻猛，兼以安中调理脾胃以固后天之本，一攻一补，相配协调。又以和解表里之"小柴胡"配伍，以防祛邪中空、外邪乘势入里之弊。

〔刘如秀.刘志明医案精解〔M〕.北京：人民卫生出版社，2010：136-138〕

# 李今庸：苇茎汤加味方

【组成】苇茎 30g，薏苡仁 10g，桃仁 10g，冬瓜仁 10g，桔梗 10g，贝母 10g，鱼腥草 15g，生甘草 10g。

【功效】清热解毒，活血排脓。

【主治】肺痈证属风热蓄结者，症见咳嗽，咳引胸痛，烦满，微热，口燥咽干但不欲饮水，唾脓血腥臭，脉象滑数。

【用法】水煎服，每日 1 剂。

【经验】肺痈由风热之邪伤肺，腐败气血，蓄结痈脓所致。《金匮要略·肺痿肺痈咳嗽上气病脉证治》说："若口中辟辟燥，咳即胸中隐隐痛，脉反滑数，此为肺痈。咳唾脓血，脉数虚者为肺痿，数实者为肺痈。"风伤皮毛，内舍于肺，肺气逆而壅塞，故其人咳嗽，胸满。热伤血脉，血行不畅而为之凝滞，气血不通而痛，故咳引胸痛。邪热郁蒸，腐败气血，则成痈脓，故咳唾脓血腥臭。因热在血中，血液从热化，故口燥咽干但不欲饮水。肺痈属实热之证，故脉象滑数。苇茎、甘草、鱼腥草清热解毒；桃仁、桔梗、冬瓜仁、薏苡仁活血排脓；贝母开结化痰。共奏清热解毒、化痰排脓之效。

【验案】患者，女，54 岁，家庭妇女，1966 年 5 月就诊。

患肺痈多年，近因母子不和，服敌敌畏自尽，经洗胃抢救脱离危险后，腹部胀大如鼓，遂来就诊。诊时见咳嗽，微引胸中疼痛，唾脓液痰，气味腥臭，口中干燥，小便黄，脉微数。病乃肺部痈脓，失于主气，治宜清肺解毒，排泻痈脓，拟苇茎汤合桔梗汤加味：苇茎30g，薏苡仁10g，冬瓜仁15g，桔梗10g，甘草10g，鱼腥草15g，大贝母10g，桃仁10g（去皮尖炒打）。水煎服。药服3剂后，腹胀消失，咳嗽减轻，继服6剂而病愈。

〔李今庸.李今庸临床经验辑要［M］.北京：中国医药科技出版社，1998：328-329〕


# 李今庸：桔梗汤


【组成】桔梗15g，生甘草30g。

【功效】解毒排脓。

【主治】肺痈病久势缓，咳嗽，胸满，振寒，咽干不渴，时出浊唾腥臭，久久吐脓如米粥，脉数。

【用法】水煎服，每日1剂。

【经验】风热壅肺故咳嗽、胸满。热甚于内，卫气失于温煦，故振寒。热在血分，故咽干但不欲饮水。邪热郁遏于内，熏蒸痰涎，故时出浊唾腥臭。邪热郁蒸，灼伤肺络，浊瘀腐败，化而为脓，故其病久久吐脓如米粥。热甚于内，故脉数。方中桔梗宣肺，祛痰，利咽，排脓；生甘草清热解毒。

〔李今庸.李今庸临床经验辑要［M］.北京：中国医药科技出版社，1998：329-330〕

# 李今庸：桔梗白散

【组成】桔梗 10g，贝母 10g，巴豆 3g（去皮）。

【功效】解毒，峻下排脓。

【主治】肺痈病久势缓，咳嗽，胸满，振寒，咽干不渴，时出浊唾腥臭，久久吐脓如米粥，脉实有力。

【用法】共捣，研为细末，强壮人每服半钱匕。

【经验】本方证与桔梗汤完全相同，唯身体较壮实，故可加大解毒排脓之力。方中贝母开结化痰；桔梗宣肺利咽，祛痰排脓；巴豆峻下，祛膈下之痈脓。本方猛峻，只用于患肺痈而体质壮实者。

〔李今庸.李今庸临床经验辑要［M］.北京：中国医药科技出版社，1998：330〕

# 李今庸：民间蟾蜍方

【组成】活蟾蜍 1 只。

【功效】以寒清热，以毒攻毒。

【主治】肺痈咳吐脓血者。

【用法】从腹部剖开，除去肠杂不用，将蟾蜍切成条状小块，用白糖拌食。

【经验】《神农本草经》曰："虾蟆味辛寒，主邪气，破癥坚、血痈肿、阴创，服之不患热病。"《千金翼方》谓："虾蟆味辛寒有毒……疗阴蚀，疸疬恶疮，猘犬疮伤，能合玉石。"后人取其眉间浆液，以米粉和合，干燥后专用以治疗各种疮痈。方中加白糖者，则一以调其味，一以其味甘而益土生金。

【验案】某男，35 岁，1956 年 5 月就诊。

发病 2 个月余，咳嗽，引胸中隐隐疼痛，频频唾出脓痰腥臭，甚则呕吐脓痰，口干不欲饮水，面目微肿，不能平卧，坐床头倚物布息，脉数。

中医辨证：肺部蓄结痈脓。

治法：清肺解毒，化瘀排脓。

处方：苇茎汤加味方。

水煎服，第 3 天复诊，服药 2 剂，病稍减，艰于服药，改拟以毒攻毒法，方用大蟾蜍 1 只，如上法制作，随意食之。初食 3 只，未觉其腥，食至第四、五只时，觉腥臭之甚，难以下咽，即停用，咳唾脓血等症消失而病愈。

〔李今庸.李今庸临床经验辑要［M］.北京：中国医药科技出版社，1998：330-331〕

# 李今庸：薏苡附子败酱散加味

【组成】薏苡仁 10g，败酱草 10g，熟附片 8g，桂枝 8g，黄芪 15g，党参 10g，麦冬 10g，桔梗 10g，甘草 10g。

【功效】排脓解毒，温阳扶正。

【主治】肺痈久久不愈，咳嗽吐脓微有腥臭，少气乏力，两手不温，脉虚而缓。

【用法】水煎服，每日1剂。

【经验】肺痈日久，气血腐败化为脓血而吐出为多，血气损伤，正阳亏虚，故少气乏力，两手不温而脉亦见虚缓。方中薏苡仁、败酱草、桔梗、甘草排脓解毒，黄芪、党参、麦冬益肺气、补肺虚、生肺津、固肺阴以托脓外出，附片、桂枝则温阳通经以活血。

〔李今庸.李今庸临床经验辑要［M］.北京：中国医药科技出版社，1998：331–332〕

# 洪广祥：清宣汤

【组成】生麻黄10g，桔梗10g，鱼腥草50g（后下），金银花30g，连翘15g，生甘草10g。

【功效】清热宣肺。

【主治】肺痈初起，咳嗽，咳白色黏沫痰，痰量由少渐多，胸痛，咳时尤甚，口干鼻燥，苔薄黄，脉浮数而滑。

【用法】水煎服，每日1剂。

【经验】如寒热交作者，加北柴胡10g、黄芩10g；胸痛明显者，加郁金10g、瓜蒌皮10g，以宽胸止痛；内热胜者，加生石膏20g（先煎）、炒黄芩10g以清泻里热；咳痰不畅，加浙贝母10g、远志10g以豁痰。方中麻黄为关键药之一，一取其宣肺以泻邪热，是"火郁发之"之意，其与清热药配伍，还可起到防止寒凉药物郁遏肺气之弊，有利邪热消散。

〔陈建建，熊卫标.洪广祥教授治疗肺痈经验［J］.广西中医药，2000，23（6）：28〕

# 洪广祥：支气管扩张方

【组成】枸骨叶、天葵子、重楼、浙贝母各 15g，蒲公英、金荞麦根、冬瓜子各 30g，海蛤壳 20g，桃仁、生麻黄、生石膏、生大黄（后下）各 10g。

【功效】清热解毒，排痰止血。

【主治】支气管扩张症发作阶段痰热蕴肺证。症见咳嗽、痰黄，黏稠量多，咳吐不爽，胸闷气憋，或痰中带血，血色鲜红、紫暗相兼，或发热，舌质红暗，苔黄腻，脉弦滑数。

【用法】水煎，去渣取汁，分 3 次温服，日 1 剂。

【经验】上方枸骨叶清热养阴，益肾，平肝，常用于肺痨咯血，骨蒸潮热；浙贝母、金荞麦根清热解毒，活血消痈；海蛤壳清热，利水，化痰，软坚，治热痰喘嗽；大黄、桃仁、冬瓜子为肠痈方大黄牡丹皮汤要药，功能泻热破瘀，散结消肿；麻黄散表邪，石膏清里热；重楼、蒲公英、天葵子清热解毒消肿。诸药合用，共奏清热解毒、排痰止血之功。

〔旷惠桃，潘远根，柳景红．中医本草疗法（珍藏本超值版）［M］．长沙：湖南科学技术出版社，2012：73〕

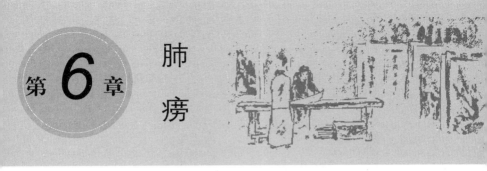

# 第 **6** 章 肺痨

　　肺痨是由于正气虚弱，感染痨虫，侵蚀肺脏所致的以咳嗽、咯血、潮热、盗汗以及形体逐渐消瘦为临床特征，具有传染性的慢性虚弱性疾患。本病病位在肺，"其邪辗转，乘于五脏"，以脾肾两脏最易累及，常见肺脾同病或肺肾同病。治疗以补虚培本、抗痨杀虫为原则，补虚旨在增强正气，提高抗病能力，重点是补肺，补肺气，益肺阴；兼补益脾肾，培补真元以滋阴为主，兼降火、益气、补阳。抗痨杀虫旨在绝其根本。本病与西医学中的肺结核病相同。肺外结核病，具肺痨临床特征时，也可参考本病辨证论治。

　　本章收录了李今庸等国医大师治疗本病的验方2首。李今庸运用解毒润肺、止咳止血、祛瘀杀虫的中药及民间草药创天玉散验方，治疗本病疗程较短；对本病虚火刑金之咳喘，用麦门冬汤加味养阴生津，降逆止咳，止血活血。

# 李今庸：生津止渴散（天玉散）

【**组成**】玉竹 18g，天泡果（挂金灯）38g，岩豇豆 18g，岩蜈蚣 13g。

【**功效**】解毒清热，滋阴润肺。

【**主治**】肺结核。

【**用法**】水煎服，每日 1 剂，每天 5 次。疗程 1.5～3 个月，疗程视病情而定。服药一个半月即可复查胸片，若胸片示肺浸润病灶完全吸收，则可再服药 1 周以巩固治疗；若肺部病灶未见吸收或不全吸收则坚持服药至 3 个月，3 个月未愈者可改服其他药。

【**经验**】方中天泡果（又名酸浆、红姑娘）性凉、味苦，入药用全草。功效：解毒清热，利尿除湿，止咳。可用此单味药煎水服治痨伤咳嗽；玉竹（又名黄脚鸡）性平味甘，入药用根。功效：润肺养阴、止渴生津，药理研究有抗结核作用；岩豇豆（又名吊石苣苔、岩泽兰）性平，味辛微甘，入药用全草。功效：祛风止咳、生肌止血、补虚软坚，民间用此治痨伤吐血咳嗽；岩蜈蚣（又名爬山猴、野海棠），性温、味涩微酸，入药用根茎。功效：活血祛瘀、杀虫消肿。上述 4 药合用具有润肺滋阴、解毒抗杀痨虫之用，治疗结果显示，服用天玉散既能辅助西药治疗，缩短治疗周期，从而降低长时间口服西药所致的肝肾损伤的发生，又能在结核病患者对西药产生耐药后进行有效的治疗。以上草药贵州省各地均产，值得推广运用。

〔赵国东．呼吸病药方大全·解密防治呼吸病的常见药方［M］．武汉：湖北科学技术出版社，2014：181-182〕

# 李今庸：麦门冬汤加味方

【组成】党参10g，甘草8g，麦冬20g，当归10g，藕节10g，法半夏10g，炒粳米10g，蒲黄炭10g，大枣3枚（擘）。

【功效】养阴生津，降逆止咳，佐以止血活血。

【主治】虚火刑金之咳血，症见咳嗽，痰中带有血丝，咳吐涎沫，咽喉干燥不利，脉虚数等。

【用法】水煎服，每日1剂，温服，日2次。

【经验】《素问·调经论》说"阴虚则内热"，肺胃阴虚，肃降失职，肺气上逆，故见咳嗽；肺金不布，故见咳吐涎沫；虚火损伤肺中络脉，血溢脉外，随咳而上出于口，故见痰中带有血丝；阴液不足，无液上承，故见咽喉干燥不利；脉虚数，亦乃虚热之象。此乃肺胃阴虚，虚火上炎，灼伤肺络所致。方中重用麦冬养阴润燥；取法半夏降逆化痰；取党参、甘草、粳米、大枣补脾生津而益肺润燥，即所谓培土生金；加藕节、蒲黄炭止血；加当归养血活血，使血止而不留瘀。集止血、化瘀、宁血、补血于一方。如果见咳吐血块，血色乌黑，为有瘀血，加桃仁、红花以活血化瘀。

〔李今庸.李今庸临床经验辑要［M］.北京：中国医药科技出版社，1998：306〕

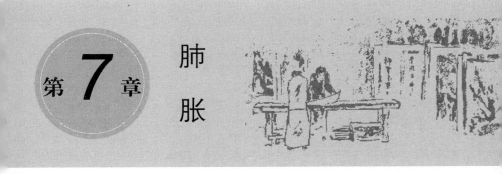

# 第7章 肺胀

　　肺胀是多种慢性肺系疾患反复发作，迁延不愈，导致肺气胀满，不能敛降的一种病症。临床表现为胸部膨满，憋闷如塞，喘息上气，咳嗽痰多，烦躁，心悸，面色晦暗，或唇甲发绀，脘腹胀满，肢体浮肿等，严重者可出现神昏、惊厥、出血、喘脱等危重证候。慢性支气管炎、支气管哮喘、支气管扩张、矽肺合并肺气肿，慢性肺源性心脏病，重度陈旧性肺结核等属本病范畴，肺性脑病为本病的危重症。病因为久病肺虚、感受外邪、痰挟血瘀。病位主要在肺，继则影响脾、肾，后期病及于心。病理为痰浊、水饮、瘀血，病性多属本虚标实。治疗标实者祛邪宣肺（辛温、辛凉）、降气化痰（温化、清化）、温阳利水（通阳、淡渗），或开窍、熄风、止血；本虚者补益肺、脾、肾（益气养阴、阴阳双补）；正气欲脱者扶正固脱、救阴回阳。

　　本章收录了王琦、刘志明、刘祖贻等国医大师治疗本病的验方4首。王琦用益气活血化痰法治疗肺胀之气虚血瘀痰阻证，喜用虫类药；刘志明对肺胀属急性热病初期者施用表里双解之法；刘祖贻以健脾温肾法治病之本，所谓"见咳休止咳"也。

# 王　琦：益气活血化痰方

【组成】黄芪 15g，黄精 30g，当归 10g，地龙 10g，水蛭 3g，皂角 3g，海蛤壳 30g（先煎）。

【功效】益气活血化痰。

【主治】肺胀之气虚血瘀痰阻证。见于数年（常在 5 年以上）的慢性反复或持续性气喘、咳嗽，活动后加重；查体示桶状胸，肋间隙增宽，叩诊呈过清音，肝肺浊音界下移，或闻及干湿啰音，X 线胸片示肺纹理增强，透亮度增加，横隔下移，或肺功能示通气功能障碍、残气量增加等。

【用法】水煎服，每日 1 剂。

【经验】肺胀从中医理论分析属本虚标实之患，本虚以肺脾肾气虚为主，标证初为痰浊阻肺，由于气虚不运以及痰浊阻肺，均能导致血瘀，因此气虚血瘀痰阻是肺胀常见的基本证型。国内学者也从病理解剖、超微结构检查等证实慢性肺疾病具有血瘀的病理基础。我们根据肺胀病机及气血相关的理论，运用益气活血化痰法对肺胀患者进行观察研究，统计资料显示本法对肺胀具有良好的临床疗效，并可明显改善肺胀患者的肺虚、气虚、血瘀脉证，优于单纯的宣肺化痰法。治疗组在 2 周内的疗效结果大致与对照组相同，但在 2 周后疗效逐渐升高，取得最佳疗效结果在 3 ～ 4 周疗程内所占的比例较对照组多，更加提示气虚血瘀痰阻是肺胀的病理基础，益气活血化痰法是通过"治病求本"的原则起效的，也说明在运用"标本兼治"法则时必须保证有一定必要的疗程。另：心功能不全、慢性肺脓肿、慢性鼻咽疾患引起的咳嗽不宜用本方。

〔王琦，武维屏，王硕仁．益气活血化痰法对肺胀患者血液流变学的影响［J］．北京中医药大学学报，1995，18（4）：63-65〕

# 王　琦：宣肺化痰方

【组成】麻黄 6g，杏仁 6g，半夏 10g，橘红 10g，桔梗 10g，白芥子 10g，前胡 10g。

【功效】宣肺化痰。

【主治】肺胀。

【用法】水煎服，每日 1 剂，4 周为 1 个疗程。

【经验】本方系三三二汤化裁而来，三三二汤，即三拗汤、三子养亲汤、二陈汤，江西万友生老曾用此方加白果治疗寒哮，王老去草、苓、苏子、莱菔子，加桔梗化痰利咽，前胡止咳化痰，验证 30 例，临床控制 3 例，显效 8 例，有效 13 例，无效 6 例，总有效率为 80%。

〔雷一鸣，杨柱星．中华名医顽症绝症秘方大全［M］．南宁：广西科学技术出版社，1999：131〕

# 刘志明：白虎汤合贝母瓜蒌散加减方

【组成】生石膏 12g，知母 9g，荆芥穗 9g，金银花 12g，栀子

9g，黄芩 12g，杏仁 9g，川贝母 6g，瓜蒌 15g，半夏 9g，橘红 9g，枳壳 6g，生薏苡仁 12g，苇茎 15g，桔梗 6g，甘草 6g。

【功效】表里双解，兼清痰热。

【主治】肺胀之风热蕴肺、痰热阻肺证。症见咳喘经年，气急，动则加剧，咳痰色黄质黏量多，发热，纳差，眠差，小便色黄，大便偏干；舌质红绛，苔黄腻，脉弦滑。

【用法】水煎服，每日 1 剂。

【经验】本证属外感风热之邪引动痰热，表里俱重，应予表里双解、清肺化痰之法，才能收立竿见影之效。发热患者，无论感受何种邪气，初起病位均在表，当用汗法，否则不能达祛邪之目的。但汗之一法，具体运用很多，总以病邪由汗解为目标，所以，一般多用辛温药物，此乃"发表不远热"之理。但在治疗温热病初起之发热时，因其病因为温热之邪，与寒邪伤人不同，所以温病学家创立辛凉发汗一法，若仍用辛温发汗，则无疑抱薪救火，反助热势，伤津耗液。但于临床，辛凉之品虽可散热，但发汗力量不足，以辛温辛凉两者合用，治疗急性热病之表证，辛凉以解肌退热，辛温以发汗驱邪，使辛温无助热之弊，辛凉无凉遏之憾。

刘老临床常选用辛温之荆芥穗、防风，配合辛凉之薄荷、蝉蜕，共奏发表祛邪清热之功；而不用辛温燥烈之麻、桂。此类药物，貌似平淡无奇，但运用得当，可收"轻可去实"之效。需要指出的是，对急性热病初期施用表里双解之法，应当谨守辨证施治之原则，不可妄投。遣方用药，需仔细辨明表里之轻重，寒热之多少，灵活掌握表里双解的原则。昔施今墨老治外感有七清三解、五清五解之法，与此似有相通之处。

〔刘如秀.刘志明医案精解［M］.北京：人民卫生出版社，2010：

132-133；吕景山．施今墨医案解读［M］．北京：人民军医出版社，2011：1-5〕

# 刘祖贻：香砂六君化裁方

【组成】党参10g，白术10g，茯苓15g，法半夏10g，陈皮10g，砂仁10g。

【功效】健脾化痰，温肾制水。

【主治】肺胀证属脾肾两虚，脾虚失运，痰湿阻肺，肾阳不足而水气上逆者。症见形体瘦削，面萎黄而无华；咳喘频作，不能平卧，稍动则气喘不已，痰多且稀；纳谷不馨，神疲肢倦，便溏；苔白，脉沉细。

【用法】水煎服，每日1剂，分两次送服金匮肾气丸。

【经验】《素问·咳论》指出"五脏六腑皆令人咳，非独肺也"，并以脏腑命名，分为肺咳、心咳、肝咳、脾咳、肾咳……揭示了咳嗽虽为肺之病变，但其他脏腑病变，也可影响肺而发生咳嗽，从而拓宽了咳嗽的辨证论治范围，对临床辨证具有重要的指导意义。

刘老认为，咳嗽之脏腑功能失调以肺、脾、肾三脏为主。临床见各种原因（饮食不当、外感寒邪直入、湿邪困脾等）导致脾胃运化失常，水湿内停而为痰浊，痰浊上乘，蕴贮于肺脏，即所谓"脾为生痰之源，肺为贮痰之器"；肾主水，为水脏，久病肾虚，或劳欲伤肾，肾阳虚弱，不能温化水湿，聚成痰浊，故令人咳嗽。

本证除咳嗽、咳痰外，关键之处在于并见面色萎黄而无华、神疲、不能平卧、稍动则气喘不已、痰多且稀、纳谷不馨、便溏等脾肾阳虚的表现，因此治疗以健脾温肾为主。经云"治病必求于本"，全方未用止咳药物，而咳嗽自止，乃抓住了疾病"病根"所在。

〔刘芳，周慎.刘祖贻医案精华［M］.北京：人民卫生出版社，2014：48〕

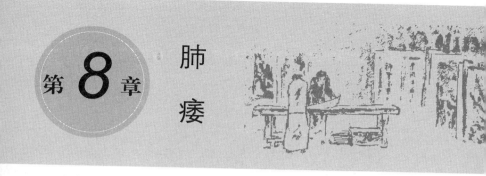

第**8**章　肺萎

　　肺萎是由多种慢性疾患后期转归而成，如肺痈、肺痨、久嗽等导致肺叶萎弱不用，临床以咳吐浊唾涎沫为主症，为肺脏的慢性虚损性疾患，现代慢性肺实质性病变，如肺纤维化、肺不张（肺萎陷）、肺硬化等属本病范畴。因为久病损肺，或误治津伤，故其基本病机为热在上焦，肺燥津伤，或肺气虚冷，气不化津。病理性质有寒、热之分，肺燥津伤属热、肺气虚冷属寒。病位在肺，与脾、胃、肾等脏密切相关。治疗宜补肺生津，虚热者清热生津，以润其枯；虚寒者温肺益气而摄涎沫；兼表证者兼以解表、疏风、散寒、清热；兼痰浊者祛痰、化痰；兼咳喘者止嗽、平喘。

　　本章收录了刘志明、晁恩祥、唐祖宣等国医大师治疗本病的验方3首。刘志明擅用清热润肺生津治疗肺痈日久之肺萎（肺不张）；晁恩祥多以清热解毒、排痰止血治疗支气管扩张痰热蕴肺证；唐祖宣以温阳益气、疏风解表治疗肺萎日久，复感外邪。

# 刘志明：清燥救肺汤加减方

【组成】太子参 9g，麦冬 12g，甘草 6g，石膏 18g，竹叶 9g，阿胶 9g（烊化），沙参 9g，贝母 6g，杏仁 6g，枇杷叶 9g。

【功效】清热润肺生津。

【主治】肺痿之余邪未清、耗伤肺津证。症见反复咳嗽，咳声不扬，咳吐浊唾涎沫，低热，胸痛，舌红，苔黄，脉滑数。胸片提示肺不张。

【用法】水煎服，每日 1 剂。

【经验】肺痈之为病，如果失治、误治，则正气逐渐虚弱，邪气不除，留于上焦，熏灼肺阴，长久则成肺痿一症。肺痿已成，刘老治以清热滋阴、润肺生津为主；而在痰热渐退，咳嗽等症减轻之时，可加入益气健脾之药，增强机体正气，兼顾整体，提高疗效，临床多用黄芪、党参、白术、甘草等以培土生津。

〔刘如秀 . 刘志明医案精解［M］. 北京：人民卫生出版社，2010：138-139〕

# 晁恩祥：调补肺肾方

【组成】西洋参 10g，冬虫夏草 2g，山茱萸 10g，枸杞子 10g，女贞子 15g，淫羊藿 10g，丹参 12g，茯苓 15g，白果 10g。

【功效】调补肺肾。

【主治】慢性阻塞性肺疾病缓解期。

【用法】水煎服，每日1剂。

【经验】调补肺肾方是晁老针对慢性阻塞性肺疾病缓解期肺肾两虚的病机特点研制而成。其中冬虫夏草入肺肾二经，上补肺之虚，下益肾之亏，且可止咳化痰，用于肺肾两虚的喘证尤为合拍，动物实验显示其水浸剂对离体豚鼠支气管有明显的舒张作用；西洋参性凉而补，《本草再新》谓之可治"气虚呵喘"，张锡纯认为："凡欲用人参而不受人参之温补者，皆可以此代之。"虚喘形成非朝夕而就，去之亦非一日之功，与人参相比西洋参效力相当而无其弊，更易于久服；枸杞子、女贞子补肾益精，通过"精化为气"（《素问·阴阳应象大论》），而纳气平喘；淫羊藿益肾壮阳，现代药理研究证实其有镇咳、化痰和平喘的作用；山茱萸补肾益精，且具收敛作用，用于肾不纳气之虚喘证尤为恰当；白果敛肺气，定喘嗽，《本草便读》谓之"上敛肺金除咳逆，下行湿浊化痰涎"；丹参活血，茯苓化痰，皆为治标而设。稳定期虽然主要病机是肺肾两虚，但组方上也不能一味地补虚固本，而宜补中寓调，标本兼顾，具体体现在丹参、茯苓二味药运用上。肺朝百脉，助心行血，若肺气虚馁，无以帅血以运，必有血瘀，故以丹参活血治标；肺气虚弱，不能将脾所转输的津液和水谷精微，布散到全身，外达于皮毛，反而聚成痰湿，故以茯苓化痰祛浊。本方丹参、茯苓和六味地黄丸用泽泻、丹皮、茯苓有异曲同工之妙，皆在补中有泻，寓泻于补。

〔来薛，张洪春，王辛秋，等.晁恩祥调补肺肾法治疗肺痿临床经验［J］.北京中医药，2013（5）：349-350〕

# 唐祖宣：竹叶汤加味方

【组成】竹叶 10g，葛根 15g，柴胡 15g，桂枝 12g，桔梗 12g，防风 12g，甘草 6g，潞党参 15g，黄芪 30g，炮附片 6 ～ 10g，川贝母 9 ～ 10g，生姜 10g，大枣 7 枚。

【功效】温阳益气，疏风解表。

【主治】肺痿日久，正气虚衰，卫外不固。症见身体羸弱，低热绵绵，经久不愈，常自汗出，气喘声嘶，舌质淡、无苔或苔薄白，脉沉细无力。

【用法】水煎服，每日 1 剂。

【经验】竹叶汤出自《金匮要略·妇人产后病脉证治》篇，功能温阳益气，疏风解表。治产后中风，发热面赤，喘而头痛证属阳气不足，复感风邪者。方中潞党参、附子温阳益气；竹叶、葛根轻清宣泄；桂枝、桔梗疏风解肌；甘草、生姜、大枣甘缓和中，调和营卫。唐老加柴胡和解退热，黄芪益气固表，川贝母润肺化痰。

〔许保华，唐丽.唐祖宣老师运用竹叶汤的经验［J］.中原医刊，1989（3）：36–37〕

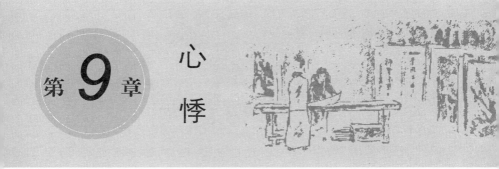

# 第 **9** 章 心悸

心悸，是指患者自觉心中悸动、惊惕不安、甚则不能自主为特征的一种病症。心悸常因惊恐、劳累而发，时作时止，不发时如常人，病情较轻者为惊悸；若终日悸动，稍劳尤甚，全身情况差，病情较重者为怔忡。怔忡多伴惊悸，惊悸日久不愈者亦可转为怔忡。本病多因体虚久病、禀赋不足、饮食劳倦、嗜食膏粱、七情所伤、感受外邪、药物中毒、药物过量而为病。本病辨治当分虚实，虚证由脏腑气血阴阳亏虚、心神失养所致者，治当补益气血，调理阴阳，以求气血调畅，阴平阳秘，并配合应用养心安神之品，促进脏腑功能的恢复；实证常因痰饮、瘀血等所致，治当化痰、涤饮、活血化瘀，并配合应用重镇安神之品，以求邪去正安，心神得宁。现代医学各种原因引起的心律失常，如心动过速、心动过缓、期前收缩、心房颤动或扑动、房室传导阻滞、病态窦房结综合征、预激综合征及心功能不全、神经官能症等，出现以心悸为主要临床表现时，均可参照本章辨证论治。

本章收录了孙光荣、段富津、洪广祥、徐经世等国医大师治疗

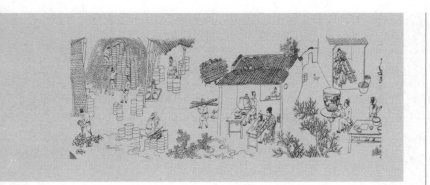

本病的验方 9 首。孙光荣注重"三联药对"组方治疗糖尿病心肌病心悸；段富津辨证强调心脾气血阴阳不足与胆胃郁痰内扰不和；洪广祥提出"重在治肺而不在治心"，擅治肺心病心衰之"咳喘""心悸""水肿"；徐经世认为心悸病机特点为心络失养，心络不通，心络失荣，久病痰阻血瘀，气血不畅，虚实夹杂，治疗应分型论治，随证加减。

# 孙光荣：经验方

【组成】西洋参 10g，生黄芪 15g，紫丹参 10g，云茯神 15g，炒枣仁 10g，灵磁石 10g，法半夏 10g，广陈皮 10g，淡竹茹 6g，玉米须 15g，北山楂 10g，干荷叶 10g，车前仁 15g，生甘草 6g。

【功效】清热化痰，泻浊解毒。

【主治】糖尿病性心肌病心悸。

【用法】水煎服，每日 1 剂。

【经验】孙老认为，糖尿病性心肌病与血瘀、郁热、痰毒关系密切，久病不愈，则三者聚结，而致胸闷、胸痛、心悸、水肿等病症，治疗首当按照"三联药对"组方思想益气活血，开郁清热，化痰解毒，软坚散结，再根据患者的伴随症状运用"补、引、纠、和"的方法加减用药，以达到治疗的目的。方中西洋参、生黄芪、紫丹参益气活血为君；云茯神、炒枣仁、灵磁石养心安神为臣；法半夏、广陈皮、淡竹茹清热化痰为佐；玉米须、北山楂、干荷叶泻浊解毒为使；车前仁、生甘草补引纠合俱全。

【验案】患者，女，60 岁，2013 年 4 月 15 日初诊。

患者有 2 型糖尿病病史 11 年，就诊时仍使用胰岛素每日 4 次皮下注射治疗，每日胰岛素用量 60U，空腹血糖控制在 7.0～11.0mmo/L，餐后血糖 11.0～20.0mmo/L；高血压病史 20 年，现口服苯磺酸左旋氨氯地平 5mg，每日 1 次，福辛普利钠 10mg，每日 1 次，血压控制在 140/80mmHg 左右，否认冠心病史，近 1 个月患者间断心悸、胸闷，活动后喘息，下肢轻度水肿，纳呆，恶心，眠差，尿少，便溏。

唇舌暗淡，舌下瘀斑，苔黄腻，脉弦滑。

西医诊断：糖尿病性心肌病。.

中医诊断：消渴病心病。

中医辨证：气虚血瘀，痰热浊毒证。

治法：益气活血，养心安神，清热化痰，泻浊解毒。

予上方7剂，水煎服，每日1剂。患者服药后心悸胸闷诸症缓解，下肢水肿消退，饮食正常，眠安，二便调。

2013年6月19日随访，患者诉除无明显不适症状外，心电图、心脏M型超声及心脏多普勒超声复查均正常。

〔曹柏龙．孙光荣辨证治疗糖尿病性心肌病的"瘀热毒结"理论［J］．北京中医药，2014，33（2）：106-108〕

# 段富津：保元汤合天王补心丹加减

【组成】黄芪20g，人参20g，甘草20g，茯苓20g，当归15g，柏子仁20g，酸枣仁20g，蜜远志10g，五味子15g，丹参15g，煅龙骨30g，煅牡蛎30g。

【功效】益气温阳，养血安神。

【主治】心悸，气阴两虚证。症见气短乏力，多梦易醒。舌暗，脉沉滑无力。

【用法】水煎服，每日1剂。

【经验】方中人参、黄芪、甘草相配伍，黄芪固表气，人参补里气，甘草补中气，有"芪外参内草中央"之妙用，能补一身之气。而天王补心丹中当归、丹参补养心血；茯苓补心气、滋心阴；柏子仁、酸枣仁、蜜远志、五味子养心安神；煅龙骨、煅牡蛎可滋阴安神。

【验案】宋某，女，50 岁，2009 年 9 月 24 日初诊。

患者主诉心悸 1 个月余。诊见气短乏力，多梦易醒，偶左后背痛。舌质暗，边有瘀点，脉沉滑无力。气短不足以息，言语轻微无力。

治法：益气温阳、养血安神。

处方：保元汤合天王补心丹加减。黄芪 20g，人参 20g，甘草 20g，茯苓 20g，当归 15g，柏子仁 20g，酸枣仁 20g，蜜远志 10g，五味子 15g，丹参 15g，煅龙骨 30g，煅牡蛎 30g。

5 剂，水煎服。每日 1 剂，早晚分服。

2009 年 9 月 29 日二诊。心悸好转，气息尚可，言语有力，左后背时痛。上方加玄参 15g。7 剂，水煎服。每日 1 剂，早晚分服。

2009 年 10 月 6 日患者特来相告，平复如故，心不悸，无短气，背不痛，遂嘱其停药。

〔李志强，李淑枫，陈宝忠，等.段富津教授治疗心悸验案举隅［J］.中医药信息，2013，30（4）：74-75〕

# 段富津：归脾汤加减

【组成】黄芪 20g，人参 20g，甘草 20g，当归 15g，茯苓 20g，炒酸枣仁 20g，木香 10g，龙眼肉 15g，蜜远志 10g。

【功效】益气补血，健脾养心。

【主治】心悸，心脾气血两虚证。

【用法】水煎服，每日 1 剂。

【经验】此型多见，心悸，健忘眠差，体倦乏力。舌淡，脉缓结代。方中用人参、黄芪、茯苓、甘草益气健脾，以助气血生化之源；当归、龙眼肉补心血；炒酸枣仁、蜜远志养心安神；木香理气醒脾，补而不滞。

【验案】陆某，女，38岁，2009年5月7日初诊。

诊见时心悸，健忘眠差，体倦食少，乏力。月经量多，经期长至9日。舌略淡，脉缓，时结代。面色萎黄，面容倦怠。

中医辨证：心脾气血两虚。

治法：益气补血，健脾养心。

处方：归脾汤加减。黄芪20g，人参20g，甘草20g，当归15g，茯苓20g，炒酸枣仁20g，木香10g，龙眼肉15g，蜜远志10g，柴胡10g。

7剂。水煎服，每日1剂，早晚分服。

2009年5月14日二诊，偶有心悸，食尚可。舌质淡，脉缓。上方去木香，加陈皮15g，柏子仁20g。7剂。水煎服，每日1剂，早晚分服。

2009年5月21日三诊，无明显不适症状，遂嘱其停药。

〔李志强，李淑枫，陈宝忠，等.段富津教授治疗心悸验案举隅［J］.中医药信息，2013，30（4）：74-75〕

# 段富津：温胆汤加减

【组成】竹茹15g，半夏15g，陈皮15g，茯苓20g，炙甘草10g，蜜远志10g，枳实15g，天麻15g，石斛15g，蜜枇杷叶15g，生姜5片。

【功效】理气化痰，和胃清胆。

【主治】心悸，胆郁痰扰证。症见心悸，头晕，恶心，眠差，舌红，脉沉滑。

【用法】水煎服，每日 1 剂。

【经验】方中竹茹甘而微寒，清热化痰，除烦止呕；半夏辛温，燥湿化痰，和胃止呕；陈皮辛苦温，理气行滞，燥湿化痰；枳实辛苦微寒，降气导滞，消痰除痞；茯苓健脾渗湿，以杜生痰之源；加生姜调和脾胃，且能兼制半夏毒性；炙甘草调和诸药。

【验案】宁某，女，58 岁，2009 年 2 月 2 日初诊。

诊见心悸，头晕，恶心，汗出，眠差。舌微红，脉沉滑无力。

中医辨证：胆怯易惊，属胆郁痰扰之证。

治法：理气化痰，和胃清胆。

处方：温胆汤加减。竹茹 15g，半夏 15g，陈皮 15g，茯苓 20g，炙甘草 10g，蜜远志 10g，枳实 15g，天麻 15g，石斛 15g，蜜枇杷叶 15g，生姜 5 片。

7 剂。水煎服，每日 1 剂，早晚分服。

2009 年 2 月 9 日二诊，仍心悸，头晕、恶心症状减轻，汗出减少，眠差。舌微红，脉沉滑无力。上方加人参 15g，酸枣仁 20g。7 剂。水煎服，每日 1 剂，早晚分服。

2009 年 2 月 16 日三诊，心不悸，无头晕、恶心症状，时有汗出，眠差。上方去竹茹、天麻、石斛，加熟地黄 20g，五味子 20g。7 剂。水煎服，每日 1 剂，早晚分服。

2009 年 2 月 23 日四诊，无明显不适症状，遂嘱其停药。

〔李志强，李淑枫，陈宝忠，等.段富津教授治疗心悸验案举隅〔J〕.中医药信息，2013，30（4）：74-75〕

# 洪广祥：经验方

【组成】制附片 10g，茯苓 20g，白术 15g，红参 10g，干姜 6g，泽泻 20g，山茱萸 10g，葶苈子 15g，牡荆子 10g，青陈皮各 15g，生大黄 10g，桃仁 10g，水蛭胶囊 4 个。

【功效】温阳利水，涤痰祛瘀。

【主治】肺心病心衰心悸。

【用法】水煎服，每日 1 剂。

【经验】本病阳虚不能温煦全身，阳虚不能推动血脉运行，心血瘀阻，血不利化为水。阳虚不能抗御外邪，易为外邪所侵，且寒邪重伤阳气。痰瘀日久，损伤肺气，肺病及肾，肺肾阳虚不能蒸化水液而泛滥肌肤，水气凌心，心血瘀阻。痰浊为阴邪，非温不化。方中制附片、白术、茯苓、泽泻、干姜共达温阳利水之效；红参、附片、干姜温阳固脱防变。洪老治疗本病擅用葶苈子，究其因，据《中药大辞典》记载："葶苈子……下气行水。治肺壅喘急，痰饮咳嗽，水肿胀满。……均使心缩加强，心率减慢，心传导阻滞，对衰竭的心脏可增加输出量，降低静脉压。"此药一药多用，既可涤痰利水，又可强心抗心衰，但一般以 10 ～ 20g 为宜。山茱萸一则可纳气平喘，同时还可预防喘脱。桃仁可活血化瘀，又可以通便以降肺气，一举两得。牡荆子祛痰浊。青陈皮疏利气机，洪老常说治痰治瘀要以治气为先，因为气顺痰易消，气行血亦活，从而达到痰消瘀散的目的。生大黄通腑气，腑气通则肺气自降。水蛭胶囊既治瘀阻，又能改善毛细血管供血，缓解气管平滑肌痉挛，使气道通。肺心病多易内闭外脱，内闭为痰瘀闭阻，外脱为阳气暴脱。全方共奏温阳利水、涤痰除瘀之功，确实能取到开闭防脱的疗效。

【验案】喻某，女，67 岁。

患者主诉慢性咳喘心悸 10 年，伴唇周及肢末发绀、下肢肿 5天。诊见气促，不能活动，难以平卧，胸前闷胀痛，神倦怠嗜睡，形寒背冷，咳嗽吐少许黏白痰，脉弦滑数，舌质暗紫，苔白黄相兼厚腻，右寸脉浮。

西医诊断：慢性肺心病并合心衰。

中医辨证：心阳虚衰，痰瘀阻肺，风寒引动夙根。

治法：温心（肾）阳，化痰瘀，佐散肺寒。

处方：生麻黄 10g，熟附子 10g，细辛 3g，红参 10g，肉桂 5g，茯苓 15g，白术 15g，炙甘草 6g，法夏 10g，陈皮 10g，生姜 3 片，水蛭胶囊 6 个。

服 5 剂，诸症悉减，能平卧，唇周及肢末发绀消失，下肢浮肿明显消退。继续温阳涤痰化瘀，方选苓桂术甘汤、真武汤合蠲哮汤（经验方）加减以善其后。

〔蔡灿林，赵凤达. 洪广祥治疗肺心病心衰的经验 [J]. 江西中医药，1993，24（3）：8-9〕

# 徐经世：健脾养心安神汤

【组成】黄芪 20g，当归 12g，党参 12g，白芍 10g，白术 10g，茯神 10g，酸枣仁 20g，绿梅花 20g，炙甘草 6g，桂枝 2g。

【功效】益气补血，宁心安神。

【主治】心悸心脾两虚证。症见心悸，面色不华，头晕，夜寐不安，倦怠乏力，纳差，甚则便溏，舌质淡，脉象细弱，或缓、结、代。

【用法】水煎服，每日1剂。

【经验】心脾两虚多为气血亏虚，气虚不能生血、运血，心血不足，不能养心。此方重在补心脾，宁心神，依五行生克规律，佐绿梅花疏肝理气，稍佐桂枝温心阳、通心络，引药直达病所。临证加减，若阴虚甚可加用麦冬、阿胶、地黄；阳虚可增加桂枝量，酌加制附片；失眠多梦，加用合欢皮、夜交藤、五味子、柏子仁等；纳呆腹胀，加陈皮、神曲、内金、枳壳健脾助运。

【验案】患者，女，57岁，2008年4月初诊。

心悸4个月，动则加重，面色不华，头晕，偶有耳鸣，思睡但难以入睡，倦怠乏力，纳差，大便软，平素怕冷，舌质淡，苔白微厚，脉象弱结代。心电图示：窦性心律，频发室性早搏，ST-T改变；心脏超声示：心室前壁节段性运动减弱。心脏冠状动脉造影显示：左冠状动脉前降支75%局限性狭窄。

西医诊断：冠状动脉粥样硬化性心脏病，心律失常，频发室性早搏。

中医诊断：心悸，心脾两虚。

治法：益气补血，宁心安神，佐以温阳。

处方：上方改桂枝6g，加制附子6g，服7剂。

二诊：诸症略减，畏寒症状缓解，去制附子，加党参15g，10剂。

三诊：上述症状明显缓解，继服20剂，随访告愈，复查心电图示：窦性心律，无ST-T改变。

〔丁碧云．徐经世治疗心律失常证治规律探讨［J］．中西医结合心

脑血管病杂志，2011，9（1）：112-114〕

# 徐经世：养肝清心宁神汤

【组成】酸枣仁 20g，知母 10g，川芎 10g，茯神 10g，生地黄 10g，当归 12g，牡丹皮 8g，淡竹叶 8g，白术 10g，琥珀 3g，甘松 12g，生甘草 5g。

【功效】滋补肝肾，清心除烦。

【主治】心悸阴虚火旺证。症见心悸，易惊善恐，心烦不寐，易怒，烦热，口干，便结，腰酸膝软，舌红，脉促、数等。

【用法】水煎服，每日 1 剂。

【经验】阴虚劳损，七情内伤、素体阴虚、久病之人，阴血暗耗，阴虚既可形成心失濡养，又可导致虚火上扰心神而心悸。该方以酸枣仁汤合六味地黄丸中的三补药物，补肝肾养肝体，疏肝理气，清心除烦，佐以琥珀重镇安神；甘松疏肝降逆，除烦安神。肾阴虚亏，虚火妄动加龟甲、熟地黄，阴虚兼有瘀热者，加赤芍、丹皮、桃仁、红花等清热凉血，活血化瘀。

【验案】患者，男，46 岁，公务员，2007 年 10 月初诊。

心悸阵作 1 年余，加重 1 周，烦躁，夜寐差，时觉五心烦热，记忆力下降，近感腰酸倦怠，口干，溲略黄，大便正常，纳食佳，平素伏案工作，体瘦，舌红体瘦，苔薄黄，脉细促。24h 动态心电图示：窦性心律，频发房性早搏（2467 次 /24h），频发室性早搏（1764 次 /24h），心脏超声示：左心室假腱索，余正常。

西医诊断：心律失常，频发房性早搏，频发室性早搏。

中医诊断：心悸，阴虚火旺。

处方：养肝清心宁神汤加减。上方加黄芩10g，服10剂。

二诊：诸症减轻，病久肝肾阴亏，虚火上炎，采取缓则治其本之法，守上方去黄芩，加砂仁拌熟地黄10g、龟甲15g、白术8g。继服10剂。

三诊时，症减大半，继续加减该方，共服汤药50剂，告痊愈。心电图复查，窦性心律，偶发房性早搏（157次/24h），未见室性早搏。

〔丁碧云.徐经世治疗心律失常证治规律探讨〔J〕.中西医结合心脑血管病杂志，2011，9（1）：112-114〕

# 徐经世：琥珀黄连温胆汤

【组成】琥珀3g，黄连6g，法半夏10g，陈皮10g，茯神20g，竹茹12g，蒲公英20g，枳壳12g，生甘草5g。

【功效】清热化痰，宁心安神。

【主治】心悸痰热上扰证。症见心悸时作时止，失眠多梦，口干苦，便秘溲赤，舌红，或暗红，苔黄腻，脉滑数或促。

【用法】水煎服，每日1剂。

【经验】饮食不节，嗜食膏粱厚味，均可生痰蕴热化火，或伤脾滋生痰浊，痰火扰心而致心悸。方中黄连温胆汤清热化痰，琥珀镇惊安神，兼活血祛瘀，剂量可随症加减。大便秘结，加用大黄；心悸重者，加珍珠母、磁石重镇安神；火郁伤阴，加麦冬、玉竹、生地；脾虚者加党参、白术、谷麦芽益气醒脾。

【验案】患者，男，37 岁，2008 年 5 月初诊。

时觉心慌、心悸 1 个月余，甚则胸闷，面红体胖，口苦口干喜饮，大便结、二三日一行，溲黄，夜寐可，平素饮酒较多，喜食肥甘之品，舌红，苔黄腻，脉滑而结。心电图示：窦性心律，频发室性早搏。心脏超声：心脏结构大致正常。

西医诊断：心律失常，频发室性早搏。

中医诊断：心悸，痰热上扰。

治法：清热化痰，重镇安神，佐以宽胸理气通便。

处方：上方改琥珀 6g，生大黄 3g（后下），柴胡 10g，服 5 剂，并嘱调整生活方式。

二诊：上述诸症略减，大便正常，守上方去大黄、法半夏，加麦冬 12g，甘松 12g，继服 7 剂。

三诊：诸症明显减轻，继服 10 剂痊愈，随访 3 个月未复发。

〔丁碧云．徐经世治疗心律失常证治规律探讨［J］．中西医结合心脑血管病杂志，2011，9（1）：112-114〕

# 徐经世：活血宁神汤

【组成】桃仁 12g，红花 8g，川芎 12g，丹参 15g，生地黄 12g，薤白 8g，龙骨 20g，甘草 3g。

【功效】活血化瘀，理气通络安神。

【主治】心悸心络瘀阻证。症见心悸不安，胸闷不舒，心痛时作，痛如针刺，舌质紫暗或有瘀斑，脉涩或结或代。

【用法】水煎服，每日 1 剂。

【经验】心络瘀阻，心体失荣，神明欠安，故心悸。全方以活血化瘀为主，兼以行气，活血而不耗血，祛瘀又能生新。薤白入心经，理气通阳，引药直达病所；龙骨重镇安神。兼气滞者，加柴胡、枳壳；气虚加党参、黄芪；血虚加当归、熟地黄、首乌；阴虚加麦冬、玉竹、五味子；阳虚加附子、肉桂；痰瘀互结加瓜蒌、半夏等。

【验案】患者，男，58岁，2009年9月初诊。

心悸、心慌不安3个月，活动后略减轻，伴胸闷，甚则胸部闷痛，形体肥胖，舌暗，苔白微腻，脉涩结代。西医诊断为冠心病，病态窦房结综合征，频发房性早搏、室性早搏，交界性逸搏，建议行永久性起搏器植入术。患者拒绝，转诊中医。

中医诊断：心悸，证属痰瘀互结。

处方：活血宁神汤加减。上方加瓜蒌12g，姜半夏10g，煎药至沸腾时，加白酒15mL，服10剂。

二诊：胸闷胸痛明显减轻，心悸发作次数减少，舌脉同前，效不更方，再服10剂复诊，胸闷痛缓解，心悸心慌偶作，舌稍暗、苔白，脉缓、偶结代，治拟活血宁神汤续服20剂。

再诊，病情稳定，常年口服复方丹参滴丸或麝香保心丸巩固疗效。

〔丁碧云.徐经世治疗心律失常证治规律探讨［J］.中西医结合心脑血管病杂志，2011，9（1）：112-114〕

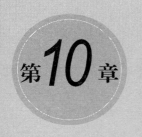

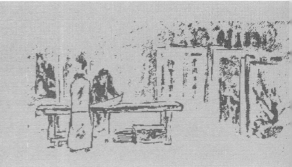

# 第**10**章 胸痹心痛

胸痹心痛是由于正气亏虚，饮食、情志、寒邪等所引起的以痰浊、瘀血、气滞、寒凝痹阻心脉，以膻中或左胸部发作性憋闷、疼痛为主要临表现的一种病证。轻者偶发短暂轻微的胸部沉闷或隐痛，或为发作性膻中或左胸含糊不清的不适感；重者疼痛剧烈，或呈压榨样绞痛。常伴有心悸，气短，呼吸不畅，甚至喘促，面色苍白，冷汗自出等。本病多因年老体虚、饮食不当、情志失调、寒邪内侵而为病。其病机特点为本虚标实，虚实夹杂，发作期以标实为主，缓解期以本虚为主，其治疗应补其不足，泻其有余。本虚宜补，察心之气血阴阳之不足，有无兼见肝、脾、肾脏之亏虚，调阴阳补气血，调整脏腑之偏衰，尤应重视补心气、温心阳；标实当泻，针对气滞、血瘀、寒凝、痰浊而理气、活血、温通、化痰，尤重活血通络、理气化痰。凡现代医学的缺血性心脏病心绞痛、缺血性心脏病心肌梗死及其他疾病表现为膻中及左胸部发作性憋闷疼痛为主症者，均可参考本章辨证论治。

本章收录了刘祖贻、阮士怡、李士懋、陈可冀、段富津等国医

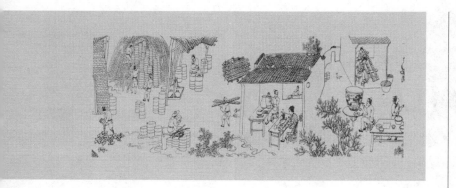

大师治疗本病的验方 16 首。刘祖贻论治本病既重气血又重通络；阮士怡擅用"益肾健脾，软坚散结"之法；李士懋重视心阳，临床擅用附子；陈可冀注重祛浊利湿与活血化瘀；段富津创益气活血法、益气养阴法、益气养血法、益气温阳活血法、益气温阳滋阴养血法、理气宽胸除痰法、活血化瘀法、理气活血法、养血理气法与益气开郁法等治胸痹十法。

# 刘祖贻：芪丹护心饮

【组成】黄芪 30g，生晒参 10g，葛根 30g，丹参 30g，郁金 10g，降香 10g，水蛭 10g，山楂 30g。

【功效】益气活血，通络止痛。

【主治】气虚瘀阻之胸痹心痛。

【用法】水煎服，每日 1 剂。

【经验】胸痹心痛之病虚实互见者尤多，是以《金匮》明示其病机为"阳微阴弦"。刘老认为，心主血脉，气为血帅，故本病以气虚血瘀为基础病机，治宜益气活血、通络止痛。方中黄芪、生晒参大补元气，丹参、葛根活血通脉，气血同调，益气之所以行血，共为君药；气虚瘀滞则胸阳不展，故予郁金、降香行气开郁，并助君药活血通脉，为臣药；水蛭深入络脉，逐瘀通经，为佐药；脾胃运化为气血生化之源，山楂助化消食，又兼活血化瘀之效，为使药。全方配伍得宜，气血并治，胸痹可解。该方为刘老治疗冠心病基础方，临床加减运用，除可有效改善心绞痛症状外，坚持服用，还有软化斑块的作用。

【验案】阮某，男，53 岁。2005 年 5 月 13 日初诊。

患者主诉胸闷，阵发性胸痛反复 4 个月余。患者近 4 个月来，因工作学习紧张，出现胸闷，阵发性胸前区疼痛。今年 1 月初以来，经常突发胸前区刺痛，持续约 5 分钟，服硝酸甘油可缓解。

现症见：胸闷不适，乏力，易烦躁，口苦，头面部出汗，上臂疼痛，尿多，大便结，心电图示 ST-T 改变，提示心肌缺血，舌暗红，苔薄白，脉沉细。

中医辨证：心气阴两虚，心脉痹阻。

治法：益气养阴，活血通痹。

处方：芪丹护心饮合生脉散化裁。生晒参10g，黄芪10g，人参叶10g，麦冬10g，五味子10g，葛根30g，丹参30g，川芎15g，水蛭7g，枸杞子30g，降香10g，幼枳壳10g，三七6g，山楂30g。7剂。

医嘱：畅情志，慎饮食，适寒温，勿劳累。

〔卜献春，刘芳. 刘祖贻临证精华［M］. 北京：人民卫生出版社，2013：132-145〕

# 阮士怡：经验方

【组成】绞股蓝10g，炙鳖甲30g（先煎），海藻10g，丹参20g，当归10g，女贞子20g，枸杞子15g，降香10g，炙黄芪20g，淫羊藿10g，补骨脂10g，火麻仁10g，炙甘草10g。

【功效】益肾健脾，活血化瘀。

【主治】冠心病气虚血瘀证。

【用法】水煎服，每日1剂。

【经验】《金匮要略》对于胸痹病机有述，曰"阳微阴弦，即胸痹而痛，所以然者，责其极虚故也。今阳虚知在上焦，所以胸痹、心痛者，以其阴弦故也"。脏腑亏虚的根本乃脾肾虚损，肾阳乃一身阳气之源，心阳得之于肾阳，肾阳不足，无以温煦心阳，胸阳不展，气滞血瘀，痰浊由生。治以益肾健脾为主，活血化瘀为辅。方中淫羊藿、补骨脂、枸杞子、女贞子补肾温脾，绞股蓝、炙鳖甲、海藻软坚散结，炙黄芪、当归、丹参、降香益气活血化瘀。全方补肾温脾不敛邪，散结消瘀不伤正。

【验案】患者，女，66 岁，2014 年 4 月 3 日初诊。

患者主诉间断心前区疼痛 2 年余，加重 2 月。患者于 2012 年 2 月 16 日无明显诱因出现心前区疼痛，经天津市某医院冠状动脉造影示：左前降支弥漫性狭窄，右冠状动脉弥漫性狭窄，远端完全闭塞，确诊为冠心病，于右冠状动脉置入支架 1 枚。至今心前区间断疼痛，近 2 个月加重，伴有左侧背部疼痛，胸闷憋气，气短喘息，心悸时作，偶有汗出，头晕耳鸣，腰酸腰痛，纳可，寐欠安，多梦，大便每两日一行。舌暗红苔白，脉弦细。

西医诊断：冠心病，支架植入术后。

中医诊断：胸痹，气虚血瘀证。

治法：益肾健脾，活血化瘀。

处方：绞股蓝 10g，炙鳖甲 30g（先煎），海藻 10g，丹参 20g，当归 10g，女贞子 20g，枸杞子 15g，降香 10g，炙黄芪 20g，淫羊藿 10g，补骨脂 10g，火麻仁 10g，炙甘草 10g。

7 剂，水煎服。1 周后患者复诊，心前区及背部疼痛发作频次减少，程度较前明显缓解，见效守方，继服 7 剂。

半年后随访，患者病情平稳，可从事日常家务。

〔王晓景，张军平.从治病求本浅析阮士怡辨治心血管病经验［J］.中医杂志，2015，56（16）：1366-1368〕

# 李士懋：桂枝甘草加附子汤

【组成】炮附子 30g（先煎），生黄芪 30g，桂枝 15g，炙甘草 12g，川芎 15g，丹参 15g。

【功效】振心阳，益心气，通血脉。

【主治】冠心病，心绞痛。

【用法】水煎服，每日 1 剂。

【经验】心主血脉，达四末，主神志，开窍于舌，其华在面，其液为汗。心功能正常与否，关键在于心中阳气是否充沛。若阳气充沛，则心之功能正常，否则心失所主。李老认为附子应用的指征为心之阳气不足引起的心之所主功能及其所主志、液、窍、华等的病理改变：①脉：沉细无力，或沉微，或沉微欲绝，或沉迟，或数而无力，或结代，或三五不调等阴脉；②舌：舌质淡，或淡嫩，或胖嫩，或淡润胖嫩等；③汗：汗多，汗后身有冷感，或手心汗多，但四肢发凉，或欠温；④面色：面色苍白；⑤神志：倦怠、嗜卧、但欲寐，神疲乏力，或神志时明时昧等。临证若见上述一二项即可使用附子。方中附子为大辛大热之品，其温阳功效卓著，上可助心阳以复脉，下可助肾阳以益火，中可温振激发脾阳以疗痼疾。心阳不振，轻者用桂枝甘草汤。桂枝甘草汤是温心阳的主方，使用指征为心悸，或兼胸闷、胸痛，寸脉不足。心阳虚重者，用桂枝加附子汤，或桂枝去芍药加附子汤。

【验案】李某，女，68 岁，2005 年 9 月 18 日初诊。

患者主诉胸闷、心悸怔忡 10 余年，加重 1 周。刻诊见唇绀，动则气急，胸闷加重；舌质淡，脉沉细。心电图示：窦性心律，室性早搏，ST-T 改变。

中医辨证：心阳不振，心气不足而致脉络瘀阻。

治法：振心阳、益心气、通血脉。

处方：桂枝甘草加附子汤化裁。炮附子 30g（先煎），生黄芪 30g，桂枝 15g，炙甘草 12g，川芎 15g，丹参 15g。

14 剂。药后胸闷、唇绀等症明显好转，守方连服半年，偶有胸闷，精神气色转佳。复查心电图示：心电图基本正常。连续行走 2 千米以上路程而无明显心绞痛。

〔郝宪恩. 李士懋用附子温扶心阳验案举隅［J］. 上海中医药杂志，2008，42（8）：10-11〕

# 陈可冀：愈梗通瘀汤

【组成】生晒人参 10 ～ 15g，生黄芪 15g，紫丹参 15g，全当归 10g，延胡索 10g，川芎 10g，广藿香 12 ～ 18g，佩兰 10 ～ 15g，陈皮 10g，半夏 10g，生大黄 6 ～ 10g。

【功效】益气活血，清瘀抗栓，利湿化浊。

【主治】心肌梗死急性期及恢复期。

【用法】水煎服，每日 1 剂。

【经验】心肌梗死实为心脉痹阻病证，属内科急重症。临床常表现为气虚、气滞、血瘀、浊阻，气阴两虚，心阳不振，气滞血瘀浊阻证情，其证情凶险而错综复杂。故立法处方应采用标本并治、通补兼施为宜。因此，要选用扶正益气生肌、行气活血定痛、化瘀抗栓通脉及化浊祛湿、通腑降逆之方药。愈梗通瘀汤是陈老治疗心肌梗死之基本用方。方中人参、黄芪并用，具扶正益气生肌之功。因为心肌梗死发病时，心之气血骤然受阻，需立即应用益气行气、活血通瘀、抗栓生肌之品；当归、丹参并用，具调气养血之力，使气血各有所归，即所谓"归所当归"者；延胡索、川芎并用，进一步增强理气定痛、化瘀抗栓通脉之效。藿香、佩兰、陈皮、半夏、大黄合用，是该方标本并治、通补兼施的体现，藿香辛微温无毒，芳香辟秽，化湿祛浊，且具醒脾和胃之功；佩兰苦辛温无毒，有化湿祛浊而定痛之效；配以陈皮理气和中，治疗浊阻尤好，至于方中半夏之用，取其降逆止呕之力，方中大黄之用，既可以通瘀化浊阻又可推陈出新，即取其"祛瘀生新"之效。纵观全方，选药精当，配伍合理，诸药合用，共奏扶正益气生肌、行气活血定痛、化瘀抗栓通脉、化浊祛湿、通腑降逆之功。

【验案】张某，男，65岁，1997年11月16日初诊。

主诉因自觉心悸胸闷，活动后更为明显，偶有心前区疼痛而就诊。患者7月突发前间壁心肌梗死。目前服用辛伐他汀、肠溶阿司匹林、德脉宁、阿替洛尔等药。心电图示：$ST_{II}$、$ST_{III}$、$ST_{V5}$压低，$T_{V4,5}$倒置，$T_{V6}$低平。心律齐，双肺清，腹软，肝脾不大，双下肢不肿。患者口干、口苦，自觉口中燥热、腹胀，大便偏干，舌质紫暗，舌苔黑燥厚腻，脉弦滑。

西医诊断：急性前间壁心肌梗死恢复期。

中医诊断：胸痹（痰浊血瘀型）。

治法：宽胸理气活血，清热利湿化痰。

处方：广藿香12g，佩兰叶10g，石菖蒲10g，炒薏仁15g，草豆蔻10g，川大黄6g，全瓜蒌20g，薤白20g，半夏10g，川黄连

10g，枳壳 10g，大腹皮 10g，甘草 10g，延胡索 10g，川芎 10g，紫丹参 15g。水煎服，每日 1 剂，共服 6 剂。

二诊：1997 年 11 月 25 日，服上方 6 剂后，大便每日 2 次，溏薄，时有肠鸣，腹胀较前减轻，未有心绞痛发作。心悸、胸闷症状亦自觉减轻。舌质暗，苔黄略腻，舌中心仍有黑燥厚苔（较前减少 3/5），脉沉滑。心率 74 次 /min，律齐，双肺清。心电图 ST $_{II}$、ST $_{III}$、ST $_{V5}$ 压低较前改善，R $_{V2、3}$ 振幅稍增。处方：广藿香 20g，佩兰叶 10g，石菖蒲 10g，炒薏仁 20g，草豆蔻 10g，川大黄 6g，全瓜蒌 30g，薤白 20g，半夏 10g，黄芩 10g，枳壳 10g，大腹皮 10g，甘草 10g，生黄芪 10g，川芎 10g，紫丹参 15g，水煎服，日 1 剂，共服 6 剂。

三诊：1997 年 12 月 3 日服上方后症减，无心绞痛发作。腹胀明显减轻，大便通畅，偶有便溏，舌质暗，苔近正常，脉沉滑。心率 74 次 /min，律齐。双肺清，心电图检查同二诊时。处方：全瓜蒌 15g，薤白 15g，半夏 10g，枳壳 10g，黄芩 10g，藿香 15g，佩兰叶 10g，石菖蒲 10g，厚朴 10g，川大黄 6g，玫瑰花 10g，桃仁泥 10g，草红花 10g，丹参 15g，川芎 10g，生黄芪 15g，水煎服，日 1 剂，服 6～12 剂。

〔马晓昌．陈可冀教授治疗冠心病临床经验介绍——祛浊利湿与活血化瘀并重［J］．中西医结合心脑血管病杂志，2005，3（5）：441-442〕

# 段富津：血府逐瘀汤加减

【组成】丹参25g，川芎15g，红花15g，郁金15g，木香10g，当归15g，枳壳15g，赤芍15g，姜黄15g，三七面（冲服）10g，延胡索15g，炙甘草15g。

【功效】活血祛瘀，行气止痛。

【主治】胸痹。

【用法】水煎服，每日1剂。

【经验】血瘀是胸痹心痛临床上最为常见的证候，但有轻有重，有缓有急。临床用活血行气之剂治疗血瘀型胸痹，一般取效较快，但过服必伤气血，故须谨慎。方中以丹参为君药，化瘀血，生新血，祛瘀不伤正，《本草汇言》云："丹参，善治血分，去滞生新，为调经顺脉之药也。"三七擅化瘀定痛，《医学衷中参西录·药物》云："三七善化瘀血而不伤血，使瘀血之聚者速化而止疼。"红花能通利经脉，破瘀行血，《本草经疏》云："红蓝花，乃行血之要药，入心入肝，使恶血下行。"二者助君药化瘀止痛，共为臣药。赤芍能除血痹，散恶血。川芎行气活血止痛，能上行头目，下行血海。延胡索、郁金、姜黄行气活血止痛。当归养血和血，使活血而不伤血。血随气行，气行则血行，故方中又佐枳壳、木香行气以助活血之力。且枳壳能理气宽胸，行胸膈滞气。以甘草为使，调和药性，并能益气和中、固护正气，使活血行气而不伤正。

【验案】金某，女，47岁，2004年12月2日初诊。

2年前自觉胸闷，偶有微痛。1周前胸痛加重，连及肩背，痛有定处，如锥刺感，伴有心悸，舌质紫暗，脉弦。心电图示：$V_1 \sim {}_4 T$ 波倒置，$V_4 \sim {}_6 ST$ 段轻度下移。

中医辨证：胸中血瘀。

治法：活血祛瘀、行气止痛。

处方：丹参 25g，川芎 15g，红花 15g，郁金 15g，木香 10g，当归 15g，枳壳 15g，赤芍 15g，姜黄 15g，三七面（冲服）10g，延胡索 15g，炙甘草 15g，6 剂，每日 1 剂，水煎服。

12 月 8 日二诊：胸闷、心悸明显减轻，舌质略暗，脉略细。方中行气活血之品久服可耗伤正气，尤以木香辛香走窜为最，故上方去木香。脉细为阳气不足，故加黄芪 25g，桂枝 15g，以扶正气，增强益气活血、温通心脉之效。

12 月 14 日三诊：服上方 6 剂，胸脘微觉痞闷，下颌已不痛，舌质基本正常，脉已不细，于前方加陈皮 15g，以行气和胃。

12 月 20 日四诊：服上方 6 剂，诸症皆消，唯脉略数。心电图示：T 波大致正常，于上方去桂枝，续服 5 剂以巩固疗效。

〔郝贤，马艳春．段富津教授应用血府逐瘀汤治验［J］．中医药信息，2010，27（2）：78-80〕


# 段富津：养心汤加减

【组成】白参 15g，黄芪 35g，当归 15g，川芎 15g，五味子 15g，丹参 20g，三七面 8g，郁金 15g，酸枣仁 20g，柏子仁 20g，炙甘草 15g。

【功效】益气养血，活血通络。

【主治】冠心病心痛。

【用法】水煎服，每日1剂。

【经验】气虚无力推动血液，血行不畅，气血瘀滞，痹阻心脉，不通则痛，故心区刺痛。心气不足，则症多见胸闷气短，劳累后加重。心血亏虚，心脉失养，则心悸；血不养心，神不守舍，则少寐。气血俱虚，周身失养则乏力，舌质暗淡，脉沉细。治当益气养血为主，活血通络为辅，故可以养心汤为主方，因有明显的血瘀表现，加丹参、三七、郁金活血理气。

【验案】毕某，男，53岁。

冠心病多年，近10天心前区刺痛，胸闷气短，劳累后尤甚，伴心悸、乏力、少寐，舌质略暗淡，脉沉细。心电图提示 $V_{4\sim6}$ ST-T下降，T波低平。

西医诊断：冠心病、心绞痛。

中医辨证：心经气血不足，瘀血内阻。

处方：白参15g，黄芪35g，当归15g，川芎15g，五味子15g，丹参20g，三七面8g，郁金15g，酸枣仁20g，柏子仁20g，炙甘草15g。

服上方21剂，好转，但心区仍痛，上方加延胡索15g，姜黄15g。

又服21剂，心痛明显减轻，睡眠欠佳，上方加茯苓20g，蜜远志10g。

又服14剂，各症基本消失，脉缓，心电图T波略低平，心率60次/min左右。

继续服用上方7剂，以巩固疗效。

〔宋歌，段富津.段富津教授运用养心汤经验举例［J］.中医药信

息，2007，24（4）：27–28〕

# 段富津：益气活血方

【组成】黄芪 30g，人参 15g，丹参 25g，当归 15g，川芎 15g，郁金 15g，生山楂 15g，赤芍 15g，红花 15g，甘草 15g。

【功效】益气活血，祛瘀止痛。

【主治】气虚血瘀之胸痹。症见胸闷，胸痛，气短，遇劳即发或加重，疲劳乏力，舌质暗淡，脉沉无力。

【用法】水煎服，每日 1 剂。

【经验】方中以人参、黄芪补气为君，二者相伍，能补一身之气，且益气有助于血行。方中以丹参、川芎、当归为臣，三者相伍，祛瘀血，生新血，祛瘀而不伤血，养血而不腻滞。郁金活血行气止痛，山楂通行气血，有活血祛瘀止痛之功，赤芍活血散瘀止痛，红花活血通经、祛瘀止痛，此四味共助祛瘀止痛之功，用以为佐。方中甘草既助君药参芪补气，又可调和诸药，以为佐使。全方共奏益气活血、祛瘀止痛之效。使正气复，瘀血行，胸痹之证得除。

【验案】李某，女，46 岁。

左侧胸痛 1 年余，遇劳加重，日轻夜重，每于夜半胸痛难忍，不能入睡，周身乏力，呼吸气短，舌暗淡，苔薄白，脉沉无力。心电图：$V_{4\sim6}$ ST–T 下降。

西医诊断：冠心病心绞痛。

处方：以上方加三七面 6g，分 2 次冲服，以增活血止痛之力。

服 6 剂，胸痛大减，诸症明显好转，继服上方加桂枝 15g，生姜为引。

三诊：又进 6 剂，心电明显改善，诸症亦安。

〔范东明，段凤丽，李冀 . 段富津教授治胸痹经验（一）〔J〕. 中医药信息，2002，19（5）：36-37〕

# 段富津：益气养阴方

【组成】人参 15g，黄芪 30g，麦冬 20g，生地黄 20g，五味子15g，炙甘草 15g。

【功效】益气养阴。

【主治】气阴两虚之胸痹。症见胸部隐痛，心悸，气短体倦，自汗，五心烦热，口干，舌红少苔，脉虚数无力。

【用法】水煎服，每日 1 剂。

【经验】本方由生脉散合保元汤化裁而成。方中人参大补元气，黄芪补气升阳，共为君药。以麦冬、生地黄为臣，养心阴，清心热，除心烦。与君药相伍，使阳生阴长，气阴速生，补气生阴之力捷。方中五味子之性酸敛，与参芪相伍，一补一敛，可补敛欲耗之气，与麦冬、生地黄相配，一滋一收，可补敛将竭之阴，用以为佐。炙甘草既助君药益心气，又可调和诸药，以为佐使。全方共奏益气养阴之功。使气阴得复，则胸痹自除。

【验案】于某，女，65 岁。

患冠心病 2 年，现胸部隐隐作痛，气短乏力，心悸，口干，手足心热，舌质淡红，脉虚数无力。心电图：ST-T 下降。证属气阴两虚，服上方 12 剂，脉转缓，但仍无力，胸痛减，心悸少，口干除。

又进 6 剂，诸症悉减，原方出入又服 10 余剂而获痊愈。

〔范东明，段凤丽，李冀．段富津教授治胸痹经验（一）〔J〕．中医药信息，2002，19（5）：36-37〕

# 段富津：益气养血方

【组成】人参 15g，黄芪 35g，山茱萸 15g，枸杞子 15g，川芎 15g，当归 15g，柏子仁 20g，五味子 15g，茯苓 20g，远志 10g，炒酸枣仁 20g，炙甘草 20g。

【功效】益气补血，养心安神。

【主治】气血两虚之胸痹。症见胸部隐痛，周身乏力，气短，心悸，惊惕不安，头晕健忘，失眠多梦，面色无华，舌淡、苔薄白，脉沉弱无力。

【用法】水煎服，每日 1 剂。

【经验】方中人参、黄芪为君，补益心气。当归、川芎补血和血以养心；山茱萸、枸杞子养肝补血，四药与参芪相配，有益气养血之效，用以为臣。柏子仁、五味子、茯苓、远志、酸枣仁宁心安神，共为佐药。炙甘草既助参芪益心气，又调和诸药，用为佐使。全方诸药相配，共奏益气补血、养心安神之效，使气旺血生，胸痹得除。

【验案】王某，男，57 岁。

左胸部隐痛，气短乏力，心悸，头晕，面色少华，眠差，舌淡苔薄，脉缓弱无力。心电图：ST-T 下降，心率 56 次 /min。

西医诊断：冠心病。

中医辨证：气血两虚。

服上方 12 剂，诸症明显减轻，脉转有力，略有弦滑之象，上方加枳壳 15g。

又服 6 剂，各症基本消失，心电图恢复正常，心率达 72 次/min 左右。

继服上方 6 剂，以巩固疗效。

〔范东明，段凤丽，李冀．段富津教授治胸痹经验（一）〔J〕．中医药信息，2002，19（5）：36-37〕

# 段富津：益气温阳活血方

【组成】人参 20g，附子 15g，黄芪 30g，桂枝 15g，炙甘草 20g，薤白 15g，石菖蒲 15g，五味子 15g，山茱萸 15g，红花 15g，当归 15g，川芎 15g。

【功效】益气温阳，养血活血。

【主治】胸痹，心阳不足兼有血瘀者。症见胸痛，痛如针刺，痛有定处，心悸，乏力，气短，自汗，面白肢冷，畏寒喜暖，舌体胖大，质暗或有瘀斑，苔薄白，脉沉迟无力或沉缓。

【用法】水煎服，每日 1 剂。

【经验】方中附子大辛大热，温壮元阳；人参甘温，大补元气。心阳有赖肾阳之温煦，二药相伍，上助心阳，下补肾命，中温脾土，共奏回阳固脱之功，用之得当，能挽元阳于垂危之际，共为方中君药。黄芪、炙甘草益心气；桂枝、薤白、石菖蒲温心阳，助君药益气温阳之力，用以为臣。五味子、山茱萸收敛欲耗之阳气，当归、川芎、红花养血止痛，共为佐药。方中甘草又可调和诸药，兼为使药。诸药相伍，使心阳得回，瘀血得行。全方共奏益气温阳、养血活血之效。

【验案】王某，男，56 岁。

患冠心病多年，常胸痛，痛如针刺，心悸，乏力，气短，胸痛作则冷汗自出，四末不温，舌体胖嫩有瘀斑，脉沉迟无力。心率 46次 /min。服上方 8 剂后，诸症明显好转。至秋季，自诉夏季较好，近日又时而胸痛，舌体仍胖嫩有瘀斑，脉沉无力。继投上方 12 剂，诸症均明显好转，心率已达 70 次 /min 以上。上方加茯苓 20g，鹿角胶 10g，分 2 次烊化。又进 6 剂而诸症均安。随访 2 年再未复发。

〔范东明，段凤丽，李冀.段富津教授治胸痹经验（一）［J］.中医药信息，2002，19（5）：36-37〕

# 段富津：益气温阳、滋阴养血方

【组成】人参 15g，黄芪 30g，桂枝 15g，生地黄 25g，麦冬15g，当归 15g，川芎 15g，丹参 20g，炙甘草 25g，石菖蒲 15g，五味子 15g，远志 10g，酸枣仁 15g，柏子仁 15g。

【功效】益心气，温心阳，滋心阴，养心血，安心神。

【主治】阳气虚弱，阴血不足之胸痹。症见胸闷或胸痛，反复发作，遇劳即发，心悸怔忡，气短，周身乏力，动则尤甚。自汗，盗汗，五心烦热，口渴咽干，畏寒喜暖，四末不温，眩晕，面色无华，失眠多梦，舌淡少苔，脉沉弱或结代无力。

【用法】水煎服，每日 1 剂。

【经验】方中以人参、黄芪补益心气为君。炙甘草益心气，桂枝助心阳，生地黄、麦冬滋心阴，当归养心血，共为臣药。川芎、丹参助当归养血活血，石菖蒲助桂枝温通心阳，五味子、远志、酸枣仁、柏子仁养心安神，共为方中佐药。全方诸药相伍，共奏益心气、温心阳、滋心阴、养心血、安心神之效，使阳气得复，阴血得充，则诸症自除。

【验案】徐某，女，63岁。

患冠心病多年。现胸中闷痛，反复发作，遇劳尤甚。常心悸、眩晕，失眠多梦，气短乏力，自汗心烦，口干而渴，畏寒喜暖，手足不温，舌淡苔少，脉沉弱无力。证属气、血、阴、阳俱虚。治以上方，服18剂后，胸闷轻，胸痛减，眠卧正常，心不烦，口不渴。上方去石菖蒲、远志、酸枣仁，加附子10g。

又服12剂，诸症皆大减，脉较有力，上方出入又服20余剂而获痊愈，随访3年未复发。

〔范东明，段凤丽，李冀.段富津教授治胸痹经验（一）[J].中医药信息，2002，19（5）：36-37〕

# 段富津：理气宽胸除痰方

【组成】瓜蒌50g，薤白、半夏、陈皮、枳壳各15g，郁金20g。

【功效】理气宽胸，豁痰散结，宣痹通阳。

【主治】气滞痰阻之胸痹。症见胸中痞闷疼痛，呼吸短促，不能平卧，胸痛彻背，咳唾痰多，舌苔白腻，脉沉滑。

【用法】水煎服，每日1剂。

【经验】方中瓜蒌为君，理气宽胸，豁痰散结，《名医别录》云其"主胸痹",《本草思辨录》曰:"栝蒌实之长,在导浊下行,故结胸胸痹,非此不治。"薤白温通滑利,通阳散结,行气止痛,为治胸痹之要药,用以为臣,《长沙药解》云"薤白,辛温通畅,善散壅滞,故痹者下达而变冲和",《本草求真》也说:"薤味辛则散,散则能使在上寒滞立消;味苦则降,降则能使在下寒滞立下;气温则散,散则能使在中寒滞立除;体滑则通,通则能使久痼寒滞立解,胸痹刺痛可愈。"方中半夏能燥湿化痰,降逆散结,配瓜蒌、薤白,则理气宽胸,豁痰散结之功尤佳;郁金、陈皮、枳壳助君药行气祛痰止痛,共为佐药。诸药相合,共奏理气宽胸、豁痰散结、宣痹通阳之效。

【验案】刘某,患胸痹月余,自觉胸中闷痛,短气咳唾,每至凌晨 3 时许,则憋闷不得卧,必于院庭缓行,始得逐渐宽舒。医以上方,服 10 余剂而罔效。段老认为,瓜蒌虽能宽胸散结,但性柔润,得辛散温通之白酒,其功益显。《本草思辨录》曾记载"栝蒌以薤、酒、桂、朴苦辛迅利之品为伍",则"用其所长,又补其所短也"。遂嘱之继服前药,加白酒二两煎之。依法服 2 剂,胸中闷痛略减,可睡至凌晨 4 时许。又进 2 剂,则延至 5 时。

〔范东明,段凤丽,李冀.段富津教授治胸痹经验(二)〔J〕.中医药信息,2002,19(6):28-29〕

# 段富津:活血化瘀方

【组成】丹参 25g,当归 15g,川芎 15g,桃仁 15g,红花 15g,赤芍 15g,枳壳 15g,桔梗 15g,川牛膝 15g,炙甘草 15g,生地黄 20g,生山楂 20g,三七面 10g(冲服)。

**【功效】**活血祛瘀，理气止痛。

**【主治】**胸中血瘀之胸痹。症见胸部刺痛，痛有定处，按之痛剧，或自觉胸中烦热，或背热、唇暗，舌质暗或有瘀斑、瘀点，脉弦有力或沉涩。

**【用法】**水煎服，每日1剂。

**【经验】**方中以丹参为君，活血祛瘀，《本草汇言》谓："丹参，善治血分，去滞生新。"当归、川芎、红花、桃仁共助君药活血化瘀止痛，用以为臣。方中山楂活血祛瘀止痛，三七活血化瘀定痛，《医学衷中参西录》曰三七"善化瘀血""化瘀血而不伤新血，允为理血妙品"；赤芍活血散瘀止痛，《滇南本草》云其"行血，破瘀"，《本草备要》也称其"能行血中之滞"；方中生地黄与当归、川芎、桃仁、红花、赤芍相配，为活血之基础方桃红四物汤，《名医别录》亦言生地黄治"瘀血、留血"，《本经》曾谓其"逐血痹"，可见生地黄亦具有活血之功，且配当归养阴血，使祛瘀而不伤新血；方中枳壳理气有助于活血，桔梗载药上行，为舟楫之药，使诸药之力直达胸中，牛膝引血下行，共为佐药。甘草调和诸药。全方共奏活血祛瘀、理气止痛之效。

**【验案】**刘某，男，72岁。

自诉胸闷不舒，胸痛如针刺，固定不移，食后加重，活动后减轻，舌质暗有瘀斑，脉弦滑有力。证属瘀血阻滞。

二诊：服上方4剂，胸痛大减，但腿又疼，舌略暗，脉同上，上方加地龙15g。

三诊：又服6剂，症状均明显减轻，又服上方6剂，诸症消失。

〔范东明，段凤丽，李冀.段富津教授治胸痹经验（二）〔J〕.中医药信息，2002，19（6）：28-29〕

# 段富津：理气活血方

**【组成】**瓜蒌 30g，薤白 15g，半夏 15g，郁金 15g，川芎 15g，红花 15g，桃仁 15g，甘草 15g，丹参 25g。

**【功效】**理气宽胸，活血止痛。

**【主治】**气滞血瘀之胸痹。症见胸中闷痛，胸痛彻背，痛如针刺，甚则不得平卧，舌质暗或有瘀斑，舌苔白腻，脉弦滑有力。

**【用法】**水煎服，每日 1 剂。

**【经验】**方中以瓜蒌为君，理气宽胸，豁痰散结；薤白辛散苦降，温通滑利，善散阴寒之凝滞，行胸阳之壅结，具理气宽胸、通阳散结之功，为治胸痹之要药，丹参活血祛瘀，二者与君药相配，则具理气活血之效，共用以为臣；又以半夏祛痰散结，郁金、川芎、红花、桃仁活血祛瘀止痛，以助薤白、丹参之力，共为佐药；甘草调和药性，用以为使。全方诸药相合，理气有助于活血，活血则有助于行气，使气行血活，共奏理气宽胸、活血止痛之效。

**【验案】**宋某，女，60 岁。

自诉左胸部闷痛彻背，短气，甚则不能平卧，舌质暗有瘀斑，脉弦滑有力。

西医诊断：冠心病。

治法：理气宽胸、活血祛瘀。

服上方 24 剂，胸痛轻，憋闷减，已可安卧，舌仍暗，脉转缓，心电图已正常，但时而左胸微痛，上方加桔梗、延胡索各 15g，继服 12 剂而痊愈。

〔范东明，段凤丽，李冀.段富津教授治胸痹经验（二）［J］.中

医药信息，2002，19（6）：28-29〕

# 段富津：养血理气方

【组成】瓜蒌30g，薤白15g，半夏15g，当归15g，酒白芍15g，炙甘草15g，炒酸枣仁20g，川芎10g。

【功效】理气宽胸，宣痹通阳，养血补心。

【主治】血虚气滞之胸痹。症见胸中憋闷，胸痛彻背，甚则不得平卧，喘息咳唾，心悸，失眠，眩晕，健忘，面色萎黄，唇爪无华，舌淡，脉沉弦而细。

【用法】水煎服，每日1剂。

【经验】方中瓜蒌为君，理气宽胸，祛痰散结；薤白温通胸阳，行气散结，用以为臣。半夏为佐，助瓜蒌、薤白理气宽胸之力；当归入心、肝、脾经，甘温质润，为补血之要药，正如《本草正》所云"当归，其味甘而重，故专能补血，血中之圣药也"；酒白芍养血柔肝，《滇南本草》谓其"调养心肝脾经血"；酸枣仁性平，入心肝之经，养血补肝，宁心安神；川芎为血中之气药，既助君药行气，又可使当归、白芍补而不滞，与酸枣仁相配，酸收辛散并用，相反相成，具有养血调肝之妙，使肝血充足，心得所养，四药相伍，具补肝血、养心血、安心神之功，亦用以为佐。以甘草为使，调和诸药。综观全方，诸药相配，共奏理气宽胸、宣痹通阳、养血补心之效。使气机调畅，心血旺盛，则血虚气滞之证自愈。

【验案】桑某，女，47岁。

患冠心病3年余。现胸闷，胸痛彻背，甚则不得平卧，时而咳睡，心悸，眠差，面色无华，口唇色淡，眩晕，舌淡，脉沉弦而细。经静脉滴注丹参注射液、ATP 等药无效，故来求治。

中医辨证：血虚气滞

处方：上方。

二诊：服 6 剂，胸闷减，胸痛轻，可以安卧。上方加枳壳 15g，又服 6 剂，诸症悉减。

三诊：再进上方 6 剂，临床症状不明显，舌不淡，心电图大致正常。

四诊：继服上方 6 剂，以善其后。

〔范东明，段凤丽，李冀.段富津教授治胸痹经验（二）〔J〕.中医药信息，2002，19（6）：28-29〕

# 段富津：益气开郁方

【组成】瓜蒌 30g，薤白 15g，枳实 15g，厚朴 15g，桂枝 15g，焦白术 15g，茯苓 15g，炙甘草 15g，人参 10g。

【功效】益气开郁。

【主治】心脾气虚，胸中气滞之胸痹。症见胸背引痛，动则痛甚，气逆上冲，胸脘痞闷，呼吸不畅，四肢欠温，倦怠乏力，食少，气短，舌淡，苔白腻，脉沉弦无力。

【用法】水煎服，每日 1 剂。

【经验】方中瓜蒌为君，理气宽胸；薤白为臣，温阳理气；枳实、厚朴行气散满，降上逆之气；桂枝一助薤白温通胸阳，一以温里而降冲气；方中加人参大补元气，白术、茯苓益气健脾，共为佐药。甘草既助人参补气，又可调和药性，以为佐使。综观全方，枳实薤白桂枝汤理气宽胸，振奋胸阳，而消痰浊；四君子汤健脾益气，使脾胃健运则气血生化有源，中气强健则痰浊不生。全方共奏益气开郁之效，使脾胃得健，气血旺盛，痰浊得消，气机通畅，胸痹得除。

【验案】程某，女，35岁。

病胸背痛多年，动则痛甚，自觉有气从小腹上冲胸，呼吸不畅，胸脘痞闷，四末不温，气短乏力，舌淡苔白腻，脉沉无力。

中医辨证：气滞为主，兼有气虚之胸痹。

服上方6剂，胸前痛已愈，胸脘痞闷减轻，气已不上冲，仍气短，乏力，但舌苔已不腻，脉仍无力。上方瓜蒌减5g，去厚朴，加黄芪20g、人参5g，又服6剂而诸症皆愈。

〔范东明，段凤丽，李冀.段富津教授治胸痹经验（二）[J].中医药信息，2002，19（6）：28-29〕

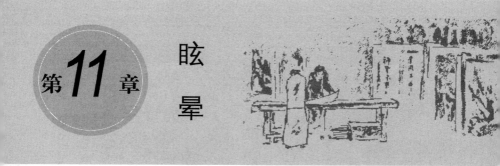

# 第11章 眩晕

眩晕是由于情志、饮食内伤、体虚久病、失血劳倦及外伤、手术等病因，引起风、火、痰、瘀上扰清空或精亏血少，清窍失养为基本病机，以头晕、眼花为主要临床表现的一类病证。眩即眼花，晕是头晕，两者常同时并见，故统称为"眩晕"，其轻者闭目可止，重者如坐车船，旋转不定，不能站立，或伴有恶心、呕吐、汗出、面色苍白等症状。本病多由气血亏虚、肾精不足致脑髓空虚，清窍失养，或肝阳上亢、痰火上逆、瘀血阻窍而扰动清窍发生眩晕，与肝、脾、肾三脏关系密切。其治疗原则主要是补虚而泻实，调整阴阳。虚证以肾精亏虚、气血衰少居多，精虚者填精生髓，滋补肝肾；气血虚者宜益气养血。实证则以潜阳、泻火、化痰、逐瘀为主要治法。凡现代医学的高血压、低血压、低血糖、贫血、梅尼埃病、脑动脉硬化、椎-基底动脉供血不足、神经衰弱等出现以眩晕为主要症状时，均可参考本章辨证论治。

本章收录了王琦、刘祖贻、李士懋、陈可冀、段富津、徐经世

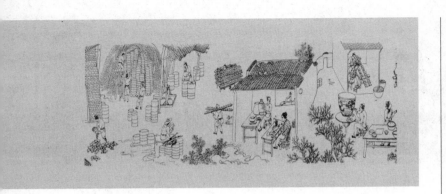

等国医大师治疗本病的验方 14 首。王琦擅用清肝镇逆，活血利水法；刘祖贻擅息肝风、化痰浊、通瘀阻；李士懋擅发火郁；陈可冀擅用分证定方，加减配伍；段富津擅调气血；徐经世长于分型论治。

# 王 琦：镇逆降压汤

【**组成**】川牛膝 20g，代赭石 20g（布包，先煎），生龙骨 30g（先煎），生牡蛎 30g（先煎），竹茹 20g，炒槐角 30g，茯苓 30g，泽泻 20g。

【**功效**】清肝镇逆，活血利水。

【**主治**】原发性高血压病眩晕。

【**用法**】水煎服，每日 1 剂。

【**经验**】王老针对原发性高血压病气逆血乱、热扰水停的病机特点，从清肝镇逆、活血利水立法，取《医学衷中参西录》建瓴汤与《金匮要略》茯苓泽泻饮合方加减。方中重用入血分、擅下行之川牛膝引血下行，活血利水；代赭石质重沉降，擅镇肝逆，合牛膝以引气血下行，直折亢阳，平定气血逆乱之势，共为君药。臣以生龙骨、生牡蛎镇肝潜阳。肝阳偏亢，易于化火生风，所谓"气有余便是火"，故用竹茹清肝泄热；槐角清肝润燥，《本草汇言》善用其治"肝热风燥"；茯苓、泽泻助川牛膝活血利水之力，以上同为佐药。纵观本方，首先是遵循气血水理论，以镇肝降逆、活血利水为主，辅以重潜、清润等法；其次是参考中药的药理研究成果，如方中代赭石、龙骨、牡蛎、槐角等均具有降血压作用。

【**验案**】任某，男，39 岁，2009 年 2 月 18 日初诊。

患者主诉头晕 20 年。患者 20 年前因头晕在某院诊断为"高血压病"（150/90mmHg），间断服用降压药，血压控制不佳，常出现头晕。近 6 年来规律服药（雅思达 1 片 /d），血压控制在 125/95mmHg

左右，停服则血压为 150/95mmHg。诊见时有头晕，今晨服雅思达药后血压 150/105mmHg。余无不适，纳可，寐可，二便正常，舌质暗红、苔中灰腻边水滑，脉滑。既往史：轻度脂肪肝、早泄 5 年。个人史：每周饮酒量≥ 1500mL。家族史：无高血压病家族史。

西医诊断：高血压病 1 ～ 2 级。

中医诊断：眩晕。

治法：清肝镇逆，活血利水。

处方：川牛膝 20g，代赭石 20g（布包，先煎），川楝子 10g，杭白芍 15g，生龙骨、生牡蛎各 30g（先煎），茯苓 30g，泽泻 30g，益母草 15g，干地龙 10g，葛根 20g，白扁豆 20g，枳椇子 15g，茵陈 10g，生麦芽 15g，昆布 20g，海藻 20g。21 剂，水煎服。

2009 年 3 月 11 日二诊：头晕好转，精神日趋振作，血压降至 130/80 ～ 85mmHg，只服雅思达每天半片，苔薄黄，目前饮酒量每周 500mL 左右。调整处方如下：川牛膝 20g，代赭石 20g（布包，先煎），生龙骨、生牡蛎各 30g（先煎），川楝子 10g，杭白芍 20g，茯苓 30g，泽泻 30g，葛根 20g，白扁豆 20g，枳椇子 15g，茵陈 10g，地龙 10g，昆布 20g，海藻 20g，豨莶草 20g，海桐皮 10g。21 剂，水煎服。

2000 年 4 月 8 日三诊：头晕未作，血压稳定，125/85mmHg，雅思达降至 1/2 片。继续巩固疗效，处方：川牛膝 20g，生龙骨、生牡蛎各 30g（先煎），杭白芍 15g，川楝子 10g，茯苓 30g，泽泻 20g，茵陈 10g，地龙 10g，枳椇子 15g，白扁豆 20g，昆布 20g，海藻 20g，豨莶草 30g，海桐皮 10g。21 剂，水煎服。后以镇逆降压汤加减，共治疗 5 个月。随访告知，血压稳定在 110 ～ 120/80mmHg，并逐渐撤去西药雅思达，每周酒量减至 250mL 左右。

〔倪诚.王琦教授从气血逆乱热扰水停论高血压病主方［J］.辽宁

中医药大学学报，2011，13（8）：15-16〕

# 刘祖贻：息风化痰通络汤

【组成】天麻 10g（另包，蒸兑），钩藤 12g，白蒺藜 12g，生龙骨 30g（布包，先煎），生牡蛎 30g（布包，先煎），法半夏 10g，茯苓 15g，泽泻 15g，白术 10g，葛根 15g，丹参 15g，酸枣仁 10g（炒），山楂 30g。

【功效】平肝息风，化痰通络。

【主治】肝风上扰、痰瘀阻络型眩晕。

【用法】水煎服，每日 1 剂。

【经验】经云"诸风掉眩，皆属于肝"，朱丹溪谓"无痰不作眩"，故通常认为眩晕以肝风上扰、痰浊中阻为主要病机。但刘老从临床实践中得出，仅从风、痰论治，其效欠佳，而患者常有面色晦暗、舌暗等证候，加用活血化瘀药后疗效明显提高，因而推知瘀血阻络亦是主要病机。故临床以息肝风、化痰浊、通血脉为治。因肝性条达，其体阴而用阳，其为病易形成阳热在上、郁滞、阳亢之证，故方中平息肝风，采用凉肝、疏肝、镇肝三法。方中天麻平肝息风，钩藤凉肝定风，共为君药。白蒺藜疏肝息风，生龙骨、生牡蛎潜镇息风，法半夏燥湿化痰，泽泻、茯苓渗利痰湿，共为臣药。白术运脾化湿，丹参、葛根、山楂活血通络，炒枣仁养血安神，共为佐药。其中酸枣仁之用，一以养心助眠，一以安神镇静，因刘老认为，晕、痛诸症均与神志不宁有关，治疗宜形神共调，故在方中常配入此药，可增定眩、止痛之力。

【验案】李某，女，60岁，2006年8月26日初诊。

患者主诉头晕目眩反复发作10余年。患者诉10余年前无明显诱因出现头晕，伴有天旋地转，无恶心、无耳鸣、无头痛。纳可，眠欠佳，舌质暗红，苔薄黄，脉弦滑。

中医诊断：眩晕。

中医辨证：风痰瘀阻。

治法：息风化痰，活血通络。

处方：天麻10g，钩藤10g，全蝎6g，夜交藤30g，延胡索10g，葛根30g，丹参30g，黄芪15g，仙鹤草30g，枸杞子30g，生龙骨、生牡蛎各30g（先煎），山楂15g。

水煎服，每日1剂，连服7剂。

二诊：2006年9月12日，症状明显减轻，睡眠可，苔薄白，脉细。处方：黄芪15g，天麻10g，钩藤15g，丹参30g，葛根30g，枣仁15g，仙鹤草30g，延胡15g，生龙骨、生牡蛎各30g（先煎），白术15g。水煎服，每日1剂，连服7剂。

随访1个月，未发头晕。

〔卜献春，刘芳．刘祖贻临证精华［M］．北京：人民卫生出版社，2013：132-145〕

# 刘祖贻：平肝通络汤

【组成】白芍30g，石决明30g（布包，先煎），天麻10g（另包，蒸兑），钩藤12g，丹参15g，川芎10g，白蒺藜15g，全蝎5g，醋延胡索15g，山楂30g，甘草10g。

【**功效**】平肝息风，通络止痛。

【**主治**】肝风血瘀型眩晕、头痛。

【**用法**】水煎服，每日 1 剂。

【**经验**】刘老认为，头痛、眩晕之实证多因肝失所养，经脉绌急，致风阳上扰、脑络不通所致，故《内经》将本病又称为"首风""脑风"，治疗可由平肝息风通络入手。方中白芍、石决明入肝经，平抑肝阳为君。天麻、钩藤平肝息风，助君药以平上扰之风阳；丹参、川芎活血通络，使风阳上扰所致瘀滞之脑络得以疏通，共为方中之臣药。白蒺藜、全蝎息风通络，山楂、醋延胡索活血止痛，共为方中之佐药。甘草得白芍酸甘化阴，濡养经脉，缓急止痛，又能调和诸药，为使药。诸药配合，使肝风息，脑络通，经脉缓止。其中，山楂除有活血作用外，还可消导和中，因刘老临证时尤其注重患者胃气盛衰，意在强壮胃气，防止药食伤中，故患者虽无脾胃不和之证亦常用之。正如华佗所言："胃者，人之根本也。胃气壮，五脏六腑皆壮。"

【**验案**】李某，男，40 岁，2006 年 3 月 19 日初诊。

患者主诉头晕、头痛反复发作 2 个月余。患者诉近 2 个月来反复出现头晕、头痛，以双颞部搏动性疼痛为主，痛甚则伴恶心。纳可，眠欠佳，舌质暗红，苔薄黄，脉弦滑。

中医诊断：眩晕。

中医辨证：风痰瘀阻。

治法：息风化痰，活血通络。

处方：天麻 10g，钩藤 10g，全蝎 6g，夜交藤 30g，延胡索 10g，葛根 30g，丹参 30g，黄芪 15g，仙鹤草 30g，枸杞子 30g，生龙骨、生牡蛎各 30g（先煎），山楂 15g。

水煎服，每日1剂，连服7剂。

二诊：2006年9月12日，症状明显减轻，睡眠可，胎薄白，脉细。处方：黄芪15g，天麻10g，钩藤15g，丹参30g，葛根30g，枣仁15g，仙鹤草30g，延胡15g，生龙骨、生牡蛎各30g（先煎），白术15g。水煎服，每日1剂，连服7剂。

随访1个月，未发头痛。

〔卜献春，刘芳.刘祖贻临证精华［M］.北京：人民卫生出版社，2013：132-145〕

# 刘祖贻：益肾通络汤

【组成】生黄芪30g，淫羊藿15g，枸杞子15g，山茱萸10g，沙苑子10g，葛根15g，丹参15g，川芎10g，生蒲黄10g，石菖蒲10g，郁金10g，五味子10g，山楂10g。

【功效】益肾补髓，通络醒神。

【主治】肾虚血瘀型头昏或头痛。

【用法】水煎服，每日1剂。

【经验】刘老认为，肾虚络阻是脑外伤后期、脑萎缩、阿尔茨海默病等的重要病机。肾主生髓，而脑为髓海，肾之气虚，则清阳不能上充，肾之精亏，则髓海失养，皆致"髓海不足，则脑转耳鸣"。因虚而生瘀，血行不畅，脏腑失养，精明不灵，则作痴呆、健忘等症。故治疗以益肾填精、活血醒神为法。方中黄芪益气升清阳，淫羊藿、枸杞子温肾填精，共为君药。山茱萸、沙苑子益肾阴，补精气，助君药淫羊藿、枸杞子以补髓益脑；葛根、丹参、川芎、蒲黄活血化瘀，且配黄芪有益气行血之效，使清气、营血上承，则脑髓得养，同为臣药。石菖蒲、郁金化痰活血，开窍醒神；五味子滋肾涩精，加强全方补肾益髓之力，均为佐药。山楂活血助化，为使药。诸药相伍，扶正祛瘀并进，使肾中精气复盛，瘀血渐消，则诸症可痊。

〔卜献春，刘芳．刘祖贻临证精华［M］．北京：人民卫生出版社，2013：132-145〕

# 刘祖贻：黄参通络汤

【组成】黄芪 30g，丹参 15g，生蒲黄 15g（布包），川芎 10g，醋延胡索 10g，酸枣仁 15g（炒），夜交藤 30g，白芍 15g，钩藤 15g，生龙骨 30g（布包，先煎），生牡蛎 30g（布包，先煎），全蝎 5g（研末兑入），山楂 10g。

【功效】益气活血，宁神息风。

【主治】气虚血瘀型头痛、眩晕证。

【用法】水煎服，每日 1 剂。

【经验】方中黄芪益气扶正，丹参活血通络，二药相合，气旺则血行有力，血脉通畅，通则不痛，共为君药。生蒲黄、川芎、醋延胡索助君药以活血通络，并可止痛；酸枣仁、夜交藤养心宁神，又有镇静止痛之效；白芍、钩藤养血柔肝，平肝息风，共为臣药。生龙骨、生牡蛎、全蝎潜阳宁神、平肝通络而止痛，为佐药。山楂活血助化，为使药。全方气血同治，形神俱调，心肝同治，共奏益气活血、平肝安神、通络止痛之效。

【验案】吴某，女，45 岁，1998 年 7 月 16 日初诊。

患者主诉头痛反复发作 12 年，加重 4 个月。患者 12 年来头痛反复发作，常因劳累或情绪波动而诱发，平均 6～10 日发作 1 次。近 4 个月来症状加重，曾服"镇脑宁""西比灵"等效果不显。发作时痛如针刺，持续 2～3 个小时，以右额颞为主，部位较固定，伴昏眩、失眠、乏力等症，症状明显时伴恶心、眼胀等表现，查舌暗淡有瘀斑，脉细弦。心率 85 次/min，血压 140/80mmHg，低切 7.88cp，血浆黏度 2.08cp，血沉 K 值 146，经颅多普勒检查示"右侧大脑中动脉流速增快，血管轻度痉挛"。

中医辨证：脑脉瘀滞兼气虚。

治法：益气活血，通络止痛。

处方：黄参通络汤加减。黄芪 30g，丹参 15g，川芎 10g，醋延胡索 10g，白芷 10g，羌活 5g，炒酸枣仁 30g，首乌藤 30g，生龙骨 30g（先煎），生牡蛎 30g（先煎），全蝎 3g（研末兑入），甘草 5g。服上方 7 剂后患者头痛、昏眩、失眠等症状明显减轻。

服上方至第 3 周，头痛及昏眩、失眠等伴随症状消失。复查心率、血压、心电图、三大常规、肝肾功能检查等均在正常范围。全血黏度高切 4.95cp，低切 6.54cp，血浆黏度 1.54cp，血沉方程 K 值 68，经颅多普勒复查已基本正常。

〔卜献春，刘芳. 刘祖贻临证精华［M］. 北京：人民卫生出版社，2013：132-145〕

# 李士懋：新加升降散

【组成】僵蚕 9g，蝉蜕 4g，姜黄 6g，大黄 3g，淡豆豉 10g，焦栀子 7g，连翘 15g，薄荷 4g。

【功效】健脾理气，清肝泄热。

【主治】脾虚肝旺，郁火上扰之眩晕。

【用法】水煎服，每日 1 剂。

【经验】火郁的治则，赵绍琴总结为"祛其壅塞，展布气机"。意即视其阻遏气机邪之不同、程度之别而祛之。寒邪者当辛温散之，湿邪者当化之，气滞者当疏之，热结者当下之，瘀血者当活血祛瘀，邪去则气机畅达，郁火自易透达于外而解。在透邪的同时，亦当治其郁火，概括为"清透"二字。透者，即祛其壅塞，展布气机，清者即清泄郁伏之火。方中升降散中僵蚕、蝉蜕升清化浊；姜黄行气活血散瘀；大黄通下降火，诸药合用，升降相通，调达气血，使气机宣畅，火郁发越。李老用升降散加淡豆豉 10g，栀子 7g，连翘15g，薄荷 4g，助其清透之力，名曰新加升降散，用栀子、豆豉以宣达上焦气机，助郁伏之热外达。

〔王海焱，来于，张丽，等.新加升降散治疗心血管神经症 60例［J］.上海中医药杂志，2007，41（1）：28-29〕


# 陈可冀：清热化痰方


【组成】半夏 10g，胆南星 6g，炒黄芩 10g，夏枯草 12g，僵蚕10g，海藻 10g，牡蛎 30g（先煎），泽泻 15g，鲜竹沥 10 ～ 20mL。

【功效】清热化痰。

【主治】头晕之痰火内盛证。症见头晕重痛，咳吐黏痰，胸闷，神烦善惊，形体多肥，身重肢麻，语謇多涎，口干苦或黏，舌尖红、苔黄腻，脉弦滑数。

【用法】水煎服，每日1剂。

【经验】方中以半夏、胆南星、竹沥、海藻豁痰；黄芩、夏枯草清热；僵蚕、牡蛎潜镇通络。

〔马晓昌.陈可冀教授对高血压病的中医辨治［J］.第三次全国中西医结合养生学与康复医学学术研讨会，2002：70-74〕

## 陈可冀：滋阴柔肝益肾方

【组成】生地黄30g，枸杞子10g，炙女贞子10g，制首乌12g，桑寄生12g，生石决明30g（先煎），菊花10g，白蒺藜10g。

【功效】滋补肝肾。

【主治】头晕之肝肾阴虚证。症见头昏晕痛，目涩视糊，耳鸣，遇劳则面赤升火，肢麻，腰酸腿软，口干，舌红少苔，脉细弦或细数。

【用法】水煎服，每日1剂。

【经验】方中以生地黄、枸杞子、女贞子、制首乌、桑寄生补益肝肾；石决明潜镇；菊花、白蒺藜清肝息风。

〔马晓昌.陈可冀教授对高血压病的中医辨治［J］.第三次全国中西医结合养生学与康复医学学术研讨会，2002：70-74〕

## 陈可冀：温补肝肾方

【组成】仙茅10g，仙灵脾10g，淡苁蓉10g，当归10g，熟地黄

15g，甘杞子 15g，灵磁石 30g，黄柏 6g。

【功效】温补肝肾。

【主治】眩晕之阴虚及阳证。症见头晕，眼花，视糊，面白少华，间有烘热，神疲气短，腰酸腿软，肢清足冷，夜尿频数，舌淡红或淡白、质胖，脉沉细。

【用法】水煎服，每日 1 剂。

【经验】以仙茅、仙灵脾、苁蓉温阳；当归、熟地黄、甘杞子补益肝肾；磁石潜镇；黄柏引经退虚热。

〔马晓昌.陈可冀教授对高血压病的中医辨治［J］.第三次全国中西医结合养生学与康复医学学术研讨会，2002：70-74〕

# 陈可冀：潜阳清热方

【组成】苦丁茶 15 ～ 30g，钩藤 15 ～ 30g（后下），天麻 15g，决明子 15g，野菊花 15g，罗布麻叶 15g，珍珠母 30g（先煎），玄参 15g，车前草 15g，桑叶 15g。

【功效】平肝息风，潜阳清热。

【主治】眩晕之肝阳上亢证。症见头晕目眩，头胀头痛，或巅顶掣痛，面赤升火，头筋跃起，脑响耳鸣，烦躁，肢麻肉响，口干口苦，舌质红，苔薄黄，脉弦数。

【用法】水煎服，每日 1 剂。

【经验】方中以苦丁茶、桑叶、车前草清肝火；钩藤、天麻、决明子、野菊花、罗布麻叶、珍珠母平肝息风；玄参滋阴。

〔马晓昌.陈可冀教授对高血压病的中医辨治［J］.第三次全国中

西医结合养生学与康复医学学术研讨会，2002：70-74〕

# 段富津：圣愈汤加味

【组成】熟地黄20g，当归15g，白芍15g，川芎10g，红花10g，黄芪30g，白参15g，枸杞20g，荆芥穗10g，天麻15g。

【功效】益气补血，养肝息风。

【主治】气血两虚，以血虚为主之眩晕。症见贫血面容，胸闷，心慌，气短，动则尤甚，舌质暗淡，脉沉无力。

【用法】水煎服，每日1剂。

【经验】方中重用熟地黄为君滋阴补血；臣以黄芪、人参大补脾胃之气，气旺则血生；当归补血养肝，和血调经；酒白芍养血柔肝；川芎活血行气，并缓解熟地黄、白芍黏腻之性；舌边有瘀斑为瘀血之象，故加入红花活血祛瘀；天麻息风止痉，平肝潜阳，为止眩晕必用之药；荆芥穗味辛芳香，能入血分，散血分之风，其性轻扬，能升发脾胃清阳而止眩晕；补血者，当求之于肝肾，肝藏血，肾藏精，精血同源，故入枸杞既滋补肝肾，又可养血。

〔左军，运峰.段富津教授治疗眩晕验案举隅（一）[J].中医药学报，2009，37（6）：46-47〕

# 段富津：归脾汤加味

【组成】白参15g，黄芪30g，焦白术20g，茯苓25g，天麻

15g，龙眼肉 20g，当归 15g，五味子 15g，桂枝 15g，蜜远志 10g，炙甘草 20g，炒酸枣仁 20g。

【功效】健脾补气，养血安神。

【主治】气血俱虚，以气虚为主之眩晕。

【用法】水煎服，每日 1 剂。

【经验】脾胃为气血生化之源，脾虚则气衰血少，气虚则清阳不展，血虚则脑失所养，故见眩晕之症；脾主四末，脾虚无以温养，则四末欠温；气虚无以固摄津液，故时有自汗，有欲脱之状；心主血脉，其华在面，气虚则面色白，血不养心则失眠。方中以黄芪补脾益气、龙眼肉既补脾气，又养心血，共为君药；天麻平肝息风；人参、炙甘草、桂枝配伍黄芪乃保元汤之意，正如《古今名医方论》所云："用黄芪固表，人参固里，甘草和中，三气治而元气足矣。"人参、茯苓、远志相伍，乃定志丸之意，有补心安神之功；当归补血；炒酸枣仁养心安神；五味子收敛肺气，并有敛汗之功。

【验案】刘某，女，51 岁，1999 年 1 月 28 日初诊。

头晕，四末欠温，时自汗，甚则欲脱，面色白，失眠，舌质淡，脉缓无力。

处方：白参 15g，黄芪 30g，焦白术 20g，茯苓 25g，天麻 15g，龙眼肉 20g，当归 15g，五味子 15g，桂枝 15g，蜜远志 10g，炙甘草 20g，炒酸枣仁 20g，7 剂。

二诊：2 月 4 日，眩晕减轻，余症均好转，眠略差，上方加柏子仁 20g，7 剂。

三诊：2 月 11 日，明显好转，眩晕已止，上方继服 4 剂以巩固疗效。

〔左军，运峰.段富津教授治疗眩晕验案举隅（一）〔J〕.中医药

学报，2009，37（6）：46-47〕

# 段富津：升阳益胃汤加减

【组成】白参10g，黄芪30g，茯苓20g，白术15g，半夏15g，陈皮15g，炙甘草15g，柴胡10g，防风15g，羌活15g，独活15g。

【功效】健脾益胃，升阳化湿。

【主治】气虚挟湿之眩晕。

【用法】水煎服，每日1剂。

【经验】脾土虚弱，湿淫于内，清阳之气不升，则为眩晕；脾虚不能制湿，湿流关节，故周身酸楚，颈项不适；脾失健运，气血生化不足，肢体失于濡养，则疲劳乏力；母病及子，脾虚则肺气亦虚，肺气虚不能固表，则汗出；脾虚则传化失司，故大便不调。方中重用黄芪为君补中益气、升阳固表；配伍白参、白术、茯苓益气健脾渗湿为臣；症见干呕，故以半夏、陈皮燥湿理气，和胃降逆；风能胜湿，防风、羌活、独活诸风药合用祛全身上下之湿邪；柴胡升举清阳之气。

【验案】徐某，女，29岁，2000年6月17日初诊。

眩晕1个月余，周身酸楚，食少，疲劳乏力，甚则汗出欲脱，颈项不舒，干呕，头重，大便不调，舌质淡，脉弦缓略无力。

处方：白参10g，黄芪30g，茯苓20g，白术15g，半夏15g，陈皮15g，炙甘草15g，柴胡10g，防风15g，羌活15g，独活15g，6剂。

二诊：6月24日，眩晕大减，自觉精神好转，脉较前略有力，守上方继服，6剂。

三诊：7月2日，继续好转，症状已不明显，上方去独活、柴胡，继服6剂，嘱其饮食调养。

〔左军，运峰.段富津教授治疗眩晕验案举隅（一）〔J〕.中医药学报，2009，37（6）：46-47〕

# 徐经世：补中益气汤加减

【组成】生黄芪 30g，炒潞党参 15g，苍术、白术各 10g，炒枳壳 12g，陈皮 10g，当归 10g，柴胡 10g，升麻 6g，天麻 15g，鹿角霜 15g，煨葛根 30g。

【功效】益气调中，升阳托举。

【主治】脾虚下陷之眩晕。症见头晕喜卧，倦怠懒言，少气无力，纳减便溏，脉来虚缓，口淡苔薄，面白少华等。

【用法】水煎服，每日 1 剂。

【经验】脾为后天之本，水谷精微的运化，全赖于脾，脾运正常，阳升浊降，则安然无恙；若脾阳不振，转枢失权，则出现升降失调，逆转为眩。方中人参、黄芪益气补中；白术健脾燥湿；佐以当归和血养阴；升麻、柴胡并升二阳（阳明、少阳）之清气，使阳升则万物生，清阳升则阴浊降；以陈皮调理气机，并使参芪补而不滞。

【验案】余某，女，45 岁，1992 年 2 月 10 日初诊。

患者自诉胃病数年，经检查为慢性胃炎、胃下垂（轻度）。近年来脘胀绵绵，作坠不舒，倦怠无力，大便溏薄，带下稀白，今又以眩晕为重。诊其舌胖嫩，质淡红苔薄，脉虚缓弦。

中医辨证：脾阳不振，胃土不和，清阳不升，中气下陷。

治法：益气调中、升阳托举，使气机运行周旋有力，脏器能升。

处方：生黄芪 30g，炒潞党参 15g，苍术、白术各 10g，炒枳壳 12g，陈皮 10g，当归 10g，柴胡 10g，升麻 6g，天麻 15g，鹿角霜 15g，煨葛根 30g。

嘱其取服 5 剂，症状均减，二诊又进 7 剂，眩晕获解。

复诊 4 次改用丸剂，缓以图之，以资巩固。

〔徐经世. 眩晕证治体会〔J〕. 安徽中医临床杂志，2001，13（4）：291-292〕

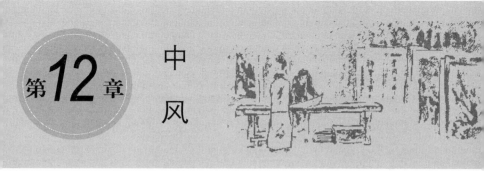

# 第12章 中风

　　中风病是由于正气亏虚，饮食、情志、劳倦内伤等引起气血逆乱，产生风、火、痰、瘀，导致脑脉痹阻或血溢脑脉之外为病，以突然昏仆、半身不遂、口舌歪斜、言语謇涩或不语、偏身麻木为主要临床表现的病症。根据脑髓神机受损程度的不同，有中经络、中脏腑之分，有相应的临床表现。本病多由于患者脏腑功能失调，气血素虚或痰浊、瘀血内生，加之劳倦内伤、忧思恼怒、饮酒饱食、用力过度、气候骤变等诱因，而致瘀血阻滞、痰热内蕴，或阳化风动、血随气逆，导致脑脉痹阻或血溢脉外，引起昏仆不遂，发为中风。根据病情长短，可分为急性期（中经络者为发病后2周以内，中脏腑者可延长至1个月内）、恢复期（2周后或1个月至半年内）、后遗症期（发病半年以上），急性期标实症状突出，急则治其标，治疗当以祛邪为主，常用平肝息风、清化痰热、化痰通腑、活血通络、醒神开窍等治疗方法。中脏腑者有闭脱之分，闭、脱二证当分别治以祛邪开窍醒神和扶正固脱、救阴回阳。内闭外脱则醒神开窍与扶正固本可以兼用。在恢复期及后遗症期，多为虚实夹杂，邪实未清

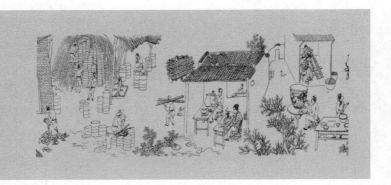

而正虚已现，治宜扶正祛邪，常用育阴息风、益气活血等法。凡现代医学的脑血管疾病，不论是出血性还是缺血性脑血管病，均可参考本章辨证论治。

本章收录了刘祖贻、孙光荣等国医大师治疗本病的验方3首。刘祖贻擅用息肝风、化瘀血、通络脉之法治之；孙光荣重视本虚标实，采用中和思想，标本兼治。

# 刘祖贻：息风通络汤

【组成】天麻 10g，钩藤 12g，石决明 30g，珍珠母 30g，牛膝 10g，全蝎 5g，僵蚕 10g，丹参 15g，地龙 10g。

【功效】平肝息风，活血通络。

【主治】中风病早期。多见半身不遂，僵硬拘挛，言謇舌强，口眼歪斜，头痛头晕，舌苔白腻，脉弦滑。

【用法】水煎服，每日 1 剂。

【经验】方中天麻平肝息风，钩藤凉肝定风，共为君药；石决明、珍珠母潜镇息风，共为臣药；牛膝、全蝎、僵蚕、丹参、地龙活血通络，共为佐使药。

【验案】罗某，男，72 岁。

突发头晕目眩、走路不稳、肢体麻木发抖 19 小时。患者于昨日下午在无明显诱因情况下出现头晕目眩、四肢无力麻木、发抖，走路不稳，伴头痛恶心，今来我科就诊。现症见，头晕头痛，稍恶心，肢体麻木、发抖、耳鸣、咳嗽痰多，质稠色白，活动后气促、纳呆，口干苦，二便不调，寐安。舌淡暗，苔薄白，脉弦细。既往有高血压病、喘息性支气管炎、冠心病病史。

中医辨证：肝风痰瘀。

治法：平肝息风，化痰活血。

处方：息风通络汤加减。天麻 10g，钩藤 12g，刺蒺藜 15g，石决明 30g，珍珠母 30g，丹参 15g，全蝎 3g，葛根 30g，杜仲 20g，僵蚕 10g，法半夏 10g，石菖蒲 10g，陈皮 10g，甘草 5g。

5剂，水煎服，1日1剂，分两次服。

二诊：病情好转，头晕减轻，舌淡暗，苔薄白，脉细。上虚则眩，肾主髓，髓通于脑，肝肾不足，脑失所养，故见头晕。以滋补肝肾为法。制首乌15g，桑椹15g，枸杞子30g，丹参30g，葛根30g，核桃肉30g，鹿角胶10g，龟胶10g，阿胶10g，陈皮10g，生芪30g，红花10g，豨莶草15g，甘草5g。

7剂，水煎服，1日1剂，分两次服。配合针刺、营养神经等。

〔周慎，卜献春，陈宁，等.分期治疗中风42例临床观察〔J〕.湖南中医杂志，1992（5）：3–5〕

# 刘祖贻：益肾通络汤

【组成】生黄芪30g，枸杞子10g，山茱萸10g，巴戟天12g，淫羊藿15g，丹参15g，川芎10g，益母草10g，全蝎5g，地龙10g。

【功效】益肾补髓，活血通络。

【主治】中风病后期。多见半身瘫软无力，语言不利，口眼歪斜，头晕目眩，腰膝酸软，乏力，舌淡暗，苔薄，脉细弦。

【用法】水煎服，每日1剂。

【经验】方中黄芪益气升清阳，枸杞子、山茱萸、巴戟天、淫羊藿温肾填精，共为君药；丹参、川芎、益母草、全蝎、地龙活血通络，同为臣使。

【验案】周某，男，70岁。

患者主诉反复双手指麻木1年余。患者1年来反复出现双手指麻木，僵硬，耳鸣，夜晚尤甚。思维迟钝，健忘，视物昏花。纳可，眠差，舌暗淡，苔薄白，脉弦。CT 示：多发性腔梗。

中医诊断：中风，中经络。

中医辨证：肝肾阴虚，风阳上扰。

治法：滋阴潜阳，息风通络。

处方：益肾通络汤加减。黄芪 30g，制首乌 30g，枸杞 30g，泽泻 15g，丹参 30g，水蛭 10g，龙骨 30g，生牡蛎 30g，山楂 30g，人参叶 10g。守方治疗 20 余剂，患者病情好转。

〔周慎，卜献春，陈宁，等.刘祖贻临分期治疗中风 42 例临床观察［J］.湖南中医杂志，1992（5）：3-5〕

# 孙光荣：调气活血抑邪汤

【组成】黄芪 30g，丹参 12g，人参 15g，郁金 9g。石菖蒲 9g，川芎 12g，赤芍 12g，当归 15g，僵蚕 10g，地龙 12g，胆南星 10g，全蝎 5g，栀子 10g，菊花 10g，通草 9g，荷叶 10g，鲜竹沥水 30mL（分冲），生姜 5g，地龙 10g，丹皮 12g。

【功效】益气化瘀，豁痰开窍，升清解语。

【主治】中风病。

【用法】水煎服，每日 1 剂。

【经验】孙老治疗中风病，从"致中和"出发，宗"既病防变"之旨，始终抓住本虚标实这一关键点。以中和思想为指导，标本兼治，以扶正为主，兼顾祛邪。扶正即益气补血，培补肝肾，填精荣脑；祛邪即活血化瘀，涤痰开窍，佐以升清。方中重用黄芪益气升阳，气血双补，配地龙力专善行，周游全身，辅以川芎、当归、赤芎、丹参以活血通络；痰瘀阻窍，清阳不升，故以石菖蒲豁痰开窍，合郁金更助清心开窍；僵蚕、全蝎相伍增强祛痰散结之力；竹沥乃"痰家圣药"，涤痰功专，同化痰祛瘀药同用，则豁痰效果更佳；栀子合通草通三焦而引热下行，另菊花、荷叶均可助清阳之升，此正是"中和"思想之升降共施、求平之举。

【验案】张某，男，67岁，退休教师。2012年6月24日就诊。

2012年6月18日，患者晨起头晕，继之全身麻木，右侧肢体出现跛行、且语言不清。经CT检查，确诊为脑梗死（双侧）。经1周住院治疗，病情无明显改善。刻下症见，右侧肢体跛行，言语不利，浑身无力，头沉麻木，似睡不醒，吐痰涎，舌肿大暗红，苔白腻，脉沉细弦。

中医诊断：中风（气虚血瘀、痰阻清阳）。

治法：益气化瘀、豁痰开窍、升清解语。

处方：黄芪30g，丹参12g，人参15g，郁金9g，石菖蒲9g，川芎12g，赤芍12g，当归15g，僵蚕10g，地龙12g，胆南星10g，全蝎5g，栀子10g，菊花10g，通草9g，荷叶10g，鲜竹沥水30mL（分冲），生姜5g，地龙10g，丹皮12g。

日1剂，水煎服。上方连续服用30余剂，患者自觉头脑稍清，精神好转，纳食增加，痰涎减少，睡眠可，行走明显好转。但觉无力，记忆力有所减退，舌淡胖苔薄腻，脉沉细稍缓。

〔翟磊.孙光荣教授运用中和思想诊疗中风的经验〔J〕.国医论坛，2014，29（6）：12-14〕

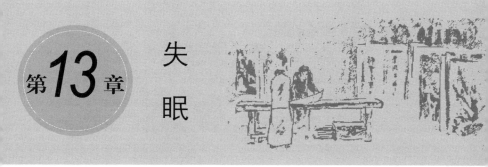

# 第13章 失眠

失眠是由于情志、饮食内伤，病后及年迈，禀赋不足，心虚胆怯等病因，引起心神失养或心神不安，导致经常不能获得正常睡眠为特征的一类病证。本病多由情志、饮食或气血亏虚等内伤引起心、肝、胆、脾、胃、肾的气血失和，阴阳失调，其基本病机以心血虚、胆虚、脾虚、肾阴亏虚进而导致心失所养及由心火偏亢、肝郁、痰热、胃失和降进而导致心神不安两方面为主。补虚泻实、安神定志是本病的基本治疗方法。实证宜泻其有余，如疏肝解郁，降火涤痰，消导和中。虚证宜补其不足，如益气养血，健脾、补肝、益肾。实证日久，气血耗伤，亦可转为虚证，虚实夹杂者，治宜攻补兼施。安神定志法的使用要结合临床，分别选用养血安神、镇惊安神、清心安神等具体治法，并注意配合精神治疗，以消除紧张焦虑，保持精神舒畅。凡现代医学的神经官能症、围绝经期综合征等以失眠为主要临床表现者，均可参考本章辨证论治。

本章收录了王琦、刘祖贻、李士懋、段富津、徐经世等国医大师治疗本病的验方19首。王琦重视从肝调治，交通阴阳，辨证、辨

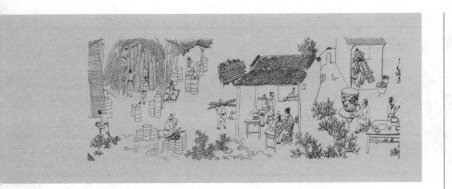

体与辨病相结合，运用专病专药，擅将酸枣仁炒用治失眠；刘祖贻自创经验方，擅养心安神；李士懋多从阳虚水停、肝胆湿热、心脾两虚论治；段富津以"养心神，顾脾胃"为理论基础，且辨证严谨，灵活加减，配伍巧妙；徐经世采用降逆和胃、清化痰热、清热调肝、活络养心、交通心肾等诸法，屡获良效。

# 王　琦：交泰丸合百合地黄汤加味

【组成】黄连 10g，肉桂 6g，百合 20g，地黄 12g，茯苓 20g，炙远志 10g，生龙骨 30g，生牡蛎 30g，黄柏 10g，砂仁 6g，磁石 15g，钩藤 15g。

【功效】交通心肾，安神定志。

【主治】心肾不交、水火不济所致的失眠。多见睡眠障碍伴发早泄、阳痿等。

【用法】水煎服，每日 1 剂。

【经验】方中黄连、黄柏清泻心肾虚火；肉桂引火归元；百合、地黄佐金平木，又金水相生；茯苓、远志养心安神；生龙骨、生牡蛎、磁石、钩藤重镇潜阳。

【验案】王某，男，34 岁，主因早泄 3 年，于 2008 年 11 月 3 日求诊。

患者婚后 3 年，交而即泄，未得子息，时心烦失眠，口干腰酸，食纳可，二便调。查舌红、苔白略腻，脉细数。

治法：交通心肾、安神定志。

处方：交泰丸合百合地黄汤加味。

服上方 21 剂后，睡眠好转，早泄改善，复以上法巩固疗效。

〔姜敏. 浅谈王琦教授治疗失眠的经验与思路〔J〕. 北京中医药大学学报，2010，33（6）：425–426〕

# 王 琦：交泰丸合黄连阿胶汤加味

【组成】肉桂6g，黄连10g，阿胶12g，杭白芍15g，黄芩10g，生、炒枣仁各10g，丹皮10g，合欢花、皮各15g，夜交藤15g，夏枯草20g，苏叶10g，百合20g，珍珠粉3g，鸡子黄1枚。

【功效】调肝安魂，交通阴阳。

【主治】肝血不足，阴阳不交之失眠。

【用法】水煎服，每日1剂。

【经验】肝藏血，人卧则血归于肝，年迈正虚，血亏气郁，夜卧则血难归于肝，肝魂失养则难眠。黄连阿胶汤方出自《伤寒论》，由黄连、黄芩、芍药、鸡子黄、阿胶组成，共奏滋阴降火、除烦安神之功。此证为阴虚火旺、心肾不交所致失眠，上药合用，使心肾交泰，自能入寐。

【验案】郑某，女，72岁，主因反复失眠2周，伴胸闷心烦于2008年11月25日求治。

患者2周来反复失眠，入睡困难，睡后易醒，胸闷心烦，咽干口燥，手足烦热，二便调。查舌红少苔，脉细。王老予交泰丸合黄连阿胶汤加味。服上方3剂后睡眠渐安，1周后诸症缓解。

〔姜敏.浅谈王琦教授治疗失眠的经验与思路［J］.北京中医药大学学报，2010，33（6）：425-426〕

# 王 琦：逍遥散合温胆汤加减

【组成】柴胡 12g，当归 10g，白芍 20g，茯苓 10g，薄荷 10g，生甘草 6g，白术 10g，夏枯草 20g，竹茹 20g，半夏 10g，枳实 10g，橘红 10g。

【功效】健脾补气，养血安神。

【主治】气机郁结、郁而化火之失眠。

【用法】水煎服，每日 1 剂。

【经验】思虑劳倦过度，情志不遂，气机郁结，郁而化火，火邪伤阴，阴血不足，血不养神，神不守舍而失眠；火邪伤津，炼津成痰，痰热互结，扰动心神则难眠。逍遥散舒畅气机兼以补血安神，温胆汤理气化痰，清热安神。

【验案】阮某，男，44 岁，主因反复失眠多梦 1 个月，于 2008 年 11 月 3 日求治。

患者 1 个月来因生意不顺，反复失眠多梦，且夜梦怪异，伴口干、心烦郁闷，喉中痰阻，食纳尚可，二便调。查舌暗红，苔薄黄略腻，脉滑。王老予逍遥散合温胆汤加减。服上方 2 周后，失眠及多梦怪异等症均得缓解。

〔姜敏．浅谈王琦教授治疗失眠的经验与思路［J］．北京中医药大学学报，2010，33（6）：425-426〕

# 王　琦：血府逐瘀汤加味

【组成】柴胡 12g，当归 12g，川芎 10g，干地黄 10g，赤芍 10g，枳壳 10g，桃仁 10g，红花 10g，丹参 15g，鸡血藤 15g，葛根 15g，郁金 10g，桔梗 10g，牛膝 15g。

【功效】健脾益胃，升阳化湿。

【主治】血脉瘀滞不畅之失眠。

【用法】水煎服，每日 1 剂。

【经验】瘀阻血脉，心神失养则失眠。方中血府逐瘀汤方取四逆散理气疏肝，桃红四物活血化瘀，以桔梗引气上升，牛膝导血下降，一升一降以通阴阳。

【验案】王某，男，54 岁，主因失眠伴头痛头晕 3 个月求治。

患者唇暗面晦，食纳可，二便调，查舌紫暗，苔白，脉弦。王老辨其为血瘀质，从体质论治，予血府逐瘀汤加味。服上方 14 剂后，失眠及头晕头痛缓解，唇色转鲜，面色渐润。

〔姜敏．浅谈王琦教授治疗失眠的经验与思路［J］．北京中医药大学学报，2010，33（6）：425-426〕

# 王　琦：逍遥散加减

【组成】柴胡 12g，当归 10g，白芍 10g，茯苓 10g，白术 10g，薄荷 6g，生姜 10g，炙甘草 16g，甘松 15g，竹茹 15g，刀豆子 15g，

苏叶 15g，半夏 10g，夏枯草 20g，百合 20g。

【功效】和调肝胃，平衡阴阳。

【主治】肝脾不和之失眠。

【用法】水煎服，每日 1 剂。

【经验】王老在从肝论治、辨体调体的同时，尤其注重专药的运用。上方中所用的半夏、夏枯草、苏叶、百合及生酸枣仁和炒酸枣仁，是王老治疗失眠症的常用专药。方中半夏得至阴之气而生，夏枯草得至阳之气而长，二药配伍，调和肝胃，平衡阴阳而治失眠。苏叶辛温气薄，理气和营，引阳入阴。百合甘微寒，可治失眠不宁，易惊醒。四药合用共奏交通阴阳、理气宁心之效，是治疗失眠症的常用专药组合。而将酸枣仁生炒并用更是王老运用专药的一个特点。《本草纲目》云："其仁甘而润，故熟用疗胆虚不眠……，生用疗胆热好眠。"故有治不眠宜炒用、治多眠宜生用之论。王老取生枣仁白天兴奋、晚上安眠之效，使患者白天有精神，晚上能入睡，而达到很好的安眠作用。

【验案】赵某，男，34 岁，主因反复失眠伴腹胀 1 月余，于 2009 年 12 月 16 日初诊。

患者 1 个月以来反复失眠，每晚入睡困难，睡后轻浅易醒，多梦，睡眠时间不足 4 小时，伴乏力，纳少，腹胀，呃逆，食冷即泻。既往患有肠易激综合征。查舌暗淡，苔白略腻，脉濡。王老予逍遥散加减。服上方 7 剂。

2009 年 12 月 24 日再诊：患者失眠减轻，每晚 10 分钟左右即能入眠，可睡 6 ～ 7 小时，但仍有多梦，食纳渐佳，已无腹胀，偶有呃逆，大便调。舌淡红，苔薄白，脉沉细。上方加生酸枣仁、炒酸枣仁各 20g，再服 7 剂后，睡眠得安，呃逆消，乏力除。

〔姜敏.浅谈王琦教授治疗失眠的经验与思路［J］.北京中医药大学学报，2010，33（6）：425-426〕

# 刘祖贻：枣仁安神饮

**【组成】** 炒酸枣仁30g（打碎），夜交藤30g，三七10g，延胡索15g，龙齿15g。

**【功效】** 养心安神。

**【主治】** 心神失养之不寐。症见不易入睡，多梦易醒；神疲乏力，触事易惊或反复思虑；舌暗、苔薄，脉细或兼弦。常见于焦虑状态、抑郁状态、脑疲劳等所致多种睡眠障碍。

**【用法】** 水煎服，每日1剂。

**【经验】** 方中酸枣仁宁心安神之效颇佳，为治不寐要药，重用为君；夜交藤配酸枣仁，滋心阴、宁心神为臣药；予三七、延胡索疏肝活血，以不寐患者常有肝气郁、肝血瘀证，魂舍不净，则心烦难寐、多梦寐浅，且药理研究表明两药有镇静作用，可助枣仁入静定志之效，为佐药；龙齿引药入心、肝经，且有潜阳镇静、清热除烦之功，为使药。诸药协同，养心阴、行肝血、潜浮阳，达宁心安神、镇静定志之用，使阴阳平和，则寤寐有度。本方为刘老治疗不寐的基本方，加味后运用于虚证、实证之不寐均有良好疗效，且能缓解焦虑、抑郁症状，确为安神定志之良方。

**【验案】** 刘某，女，27岁，2007年3月2日初诊。

患者主诉失眠反复4个月余。患者近4个月来常失眠多梦，服安眠药可入睡，但觉疲乏无力，近2周来失眠多梦加重，服安定、舒乐安定、阿普唑仑疗效不显，故前来就诊。现在症见心烦，早醒，神疲乏力，胃脘不适，纳差，注意力不集中，多汗，口干，精神差，舌偏红，苔薄黄，脉细。

中医辨证：心胃阴虚。

治法：滋胃养心，安神和胃。

处方：枣仁安神饮。酸枣仁 30g，夜交藤 30g，合欢皮 15g，延胡索 15g，浮小麦 30g，百合 15g，珍珠母 30g，磁石 30g，郁金 10g，莲子心 5g，甘草 5g，麦冬 10g，玉竹 10g，大枣 10g，法半夏 10g。

经三诊，上方加减调治，患者睡眠明显改善，胃脘不适、乏力等症消失。

〔卜献春，刘芳 . 刘祖贻临证精华〔M〕. 北京：人民卫生出版社，2013：132-145〕

# 李士懋：苓桂术甘汤合真武汤加减

【组成】茯苓 15g，白术 12g，桂枝 15g，附子 15g（先煎），干姜 7g，炙甘草 7g，泽泻 15g，黄芪 15g，焦山楂、焦麦芽、焦神曲各 10g。

【功效】温阳健脾。

【主治】阳虚水停中焦，阻遏清阳之失眠。

【用法】水煎服，每日 1 剂。

【经验】李老认为，胸为清旷之野，清阳所居，头为神明之府，阳气载清阳达于头目，神明安则可安眠。阳气虚衰，神无所依而不寐。方中以附子为君药，用苓桂术甘汤可健脾祛湿，使清阳上达，真武汤既可温化水饮，又可温补肾中阳气，加黄芪补气益气之源。

【验案】郝某，男，60 岁，2012 年 10 月 5 日初诊。

患者主诉失眠两个月。两个月来，患者不服西药则整夜难眠，胸闷，自觉心下有物停留，纳差，大便次数多，每日 2 ～ 4 次，小便 300 ～ 400mL/d。查小腿肿（+++），左腿有血栓，舌淡苔薄白，脉沉弦细数。既往曾安装心脏起搏器，行右肺下叶切除术。

中医辨证：阳虚水停中焦，阻遏清阳。

治法：温阳健脾。

治予上方，日 1 剂，水煎 2 次，共取汁 350mL，分 2 次口服。

服用 7 剂后睡眠已达 3 ～ 4 小时，后原方巩固 14 剂，随访睡眠好，精神佳。

〔马玉燕，王孝良．李士懋在失眠治疗中应用脉法经验［J］．河北中医，2013，35（11）：1612〕

# 李士懋：龙胆泻肝汤加减

【组成】龙胆草 6g，黄芩 12g，焦栀子 9g，柴胡 12g，当归 15g，生地黄、生龙骨、生牡蛎各 30g。

【功效】清利肝胆。

【主治】肝胆湿热之失眠。

【用法】水煎服，每日 1 剂。

【经验】木火扰心，而肝经上达巅顶，肝经有热必扰神明而致不眠。方中龙胆泻肝汤，清利肝胆为法，因湿热不明显，故去车前子、泽泻利湿之品，加龙骨、牡蛎以镇静安神。

【验案】张某，女，45岁，2012年10月5日初诊。

患者主诉头晕、头痛、失眠10年余。服西药后可眠，心慌，乏力，胸闷，气短，易怒，小便频，见人多则烦，善太息，舌红，脉沉弦滑数。证属肝胆湿热，治宜清利肝胆。治以上方，日1剂，水煎2次，共取汁350mL，分2次口服。

服用7剂后睡眠已达2～3小时，后原方巩固7剂，后改养血疏肝健脾。

〔马玉燕，王孝良. 李士懋在失眠治疗中应用脉法经验［J］. 河北中医，2013，35（11）：1612〕

# 李士懋：酸枣仁汤加减

【组成】酸枣仁30g，川芎6g，知母10g，炙甘草7g，茯苓15g，柴胡7g，黄芪15g，党参10g，当归12g，白术10g，龙眼肉15g，远志9g。

【功效】养血安神。

【主治】肝血不足之失眠。

【用法】水煎服，每日1剂。

【经验】肝藏魂，肝阴不足，则魂不安，神不宁，故失眠、心绪不宁。李老认为，酸枣仁甘酸而润，补肝阴，泻肝用，安魂宁心，必重用方效，恒用至30～60g。加当归补血，龙眼肉、白术健脾以补后天，远志交通心肾。

【验案】翟某，女，52岁，2012年9月24日初诊。

失眠3年，每日睡3～4小时，乏力，怕冷。脉弦滑细，舌淡苔黄。

中医辨证：肝血不足。

治法：养血安神。

处方：酸枣仁汤加减。

日1剂，水煎取汁350mL，分2次服用。

7剂后睡眠已达5～6小时，14剂后随访睡眠好，已正常工作。

2012年9月31日二诊：脉弦滑减，舌同上。失眠减，身乏力减，怕冷如前，上方加生姜4片、桂枝10g、大枣7枚，去知母。

〔马玉燕，王孝良．李士懋在失眠治疗中应用脉法经验［J］．河北中医，2013，35（11）：1612〕

# 段富津：黄连温胆汤加减

【组成】黄连10g，竹茹15g，半夏15g，陈皮15g，云苓20g，枳实15g，蜜远志10g，炒酸枣仁20g，柏子仁20g，炙甘草15g，煅龙骨、煅牡蛎各30g。

【功效】清热化痰，镇心安神。

【主治】痰热内扰之失眠。

【用法】水煎服，每日1剂。

【经验】脾主运化，胃司受纳，腐熟水谷，为仓廪之官。平素喜食肥甘厚味之品，饮食不节，脾胃受伤，运化失司，水谷不化，宿食停滞，聚而成湿，积湿生痰，壅阻中焦。郁久化热，痰热扰心，故失眠。方中半夏能和胃气，使浊阴得降，脾阳得升则卫气得以入阴，阴阳和其卧立至。竹茹味甘性微寒，清热化痰除烦；枳实破气消积，化痰除痞，治痰先治气，气顺痰自消，故行气又能增强半夏化痰之功，二药共为臣。陈皮理气燥湿；茯苓健脾利湿，使湿祛脾旺，痰无所生。茯苓并能养心安神；酸枣仁、柏子仁补益心气，养血安神；煅龙骨、煅牡蛎能镇心安神，共为佐药。炙甘草能调和诸药，故为使药。黄连燥湿清热，泻火除烦。

【验案】张某，男，40岁，2010年4月1日初诊。

不寐5年余，甚则彻夜难眠，近日每天睡眠约3小时，多梦，心烦易怒，偶脘痞，食可，小便黄，大便正常。平素嗜酒及肥甘厚味之品，肝功能指标略高，无肝炎病史。舌红，苔黄厚腻，脉弦数。

处方：黄连10g，竹茹15g，半夏15g，陈皮15g，云苓20g，枳实15g，蜜远志10g，炒酸枣仁20g，柏子仁20g，炙甘草15g，煅龙骨、煅牡蛎各30g。

7剂。日1剂，水煎，早晚分服。嘱其忌食辛辣，饮食清淡，禁烟酒。

二诊：2010年4月8日。服上方7剂后，睡眠明显好转，舌不红，苔白，脉弦略数。上方黄连量减至6g。7剂。

三诊：2010年4月15日。服上方后，能睡7小时，睡眠质量已明显改善。上方加五味子10g。

〔梁雪，辜炳瑞，范睿，等.段富津教授治疗不寐病验案举隅〔J〕.中医药学报，2014，42（3）：109-111〕

## 段富津：仁熟散加减

【组成】熟地黄20g，炒酸枣仁20g，柏子仁20g，枸杞20g，五味子 15g，茯苓 25g，煅龙骨 30g，煅牡蛎 30g，黑芝麻 25g，炙甘草 15g，白参 15g，陈皮 15g。

【功效】清热化痰，镇心安神。

【主治】痰热内扰之失眠。

【用法】水煎服，每日 1 剂。

【经验】《素问》曰："肝者，将军之官，谋虑出焉。胆者，中正之官，决断出焉。"又曰："肝者，罢极之本，魂之居也。"肝血不足，魂无所居，故见寐差多梦。胆虚气怯，故见恐畏不能独自处，故失眠。方中熟地黄甘温，养血补肝，《药品化义》称其"主温胆，能益心血……养心神，宁魂魄"，《本草正》云其"阴虚而神散者，非熟地之守不足以聚之"。人参大补元气，宁神益智，与熟地黄配伍则有气血双补之用，故两药共为君。柏子仁补心气，养心血，安心神；酸枣仁养心血，益肝血，宁心安神，二者为臣药，使阳生阴长，气旺血生。佐以枸杞之甘润，助熟地黄以滋补肝肾；陈皮能理气，使诸药补而不滞；煅龙骨、煅牡蛎镇惊安神。茯苓、五味子能宁心安神，收敛欲散之神。黑芝麻补益精血并能乌发。使以炙甘草调和诸药。

【验案】王某，女，35 岁，2009 年 5 月 7 日初诊。

患者主诉眠差多梦 4 个月余。诊见胆怯易惊，常有畏惧感，不能独处。腰酸痛，脱发，月经正常。舌淡，苔薄白，脉弦略细。病史：缺铁性贫血 10 年。

处方：熟地黄 20g，炒酸枣仁 20g，柏子仁 20g，枸杞 20g，五味子 15g，茯苓 25g，煅龙骨 30g，煅牡蛎 30g，黑芝麻 25g，炙甘草 15g，白参 15g，陈皮 15g。

7 剂。水煎服，每日 1 剂，早晚分服。并嘱其除去精神枷锁，保持心态平衡，解除恐惧失眠的暗示心理。

二诊：2009 年 5 月 14 日。诸症好转，但时有颜面潮热。上方加牡丹皮 15g。7 剂。

三诊：2009 年 5 月 21 日。基本无梦，但腰微痛。上方加山茱萸 20g。14 剂。

四诊：2009 年 6 月 4 日。睡眠佳，每夜睡眠 7 小时以上，发不脱。效不更方，沿用上方。

〔梁雪，辜炳瑞，范睿，等.段富津教授治疗不寐病验案举隅〔J〕.中医药学报，2014，42（3）：109-111〕

# 段富津：养心汤加减

【组成】白参 15g，黄芪 30g，当归 15g，炒酸枣仁 20g，柏子仁 20g，煅龙骨 30g，煅牡蛎 30g，茯神 20g，蜜远志 10g，五味子 15g，山茱萸 20g，炙甘草 15g。

【功效】益气养血，气血双补。

【主治】气血两虚之失眠。

【用法】水煎服，每日 1 剂。

【经验】心藏神，气血两虚，血不养心，心神失养，故寐差多梦、心悸。《景岳全书》云："无邪而不寐者，必营血不足也，营主血，血虚则无以养心，心虚则神不守舍。"方中重用人参与黄芪，以大补一身之气，人参偏于补中气，黄芪偏于补表气，二药共为君药，使阳生阴长，气旺血生。臣以当归，味甘辛性温，养血和营，血为气之舍，使气有所附；五味子补五脏之气，山茱萸能补肝肾，固精血，二者味酸，能收敛气血，有补而不失之意。佐入酸枣仁、柏子仁能养心安神；蜜远志能交通心肾，水火既济以安神；茯神宁心安神；煅龙骨、煅牡蛎能重镇安神，煅后其性收涩，故能收敛欲散之神，并有补而不失之意。炙甘草为使，既能助君药补气亦能调和诸药。

【验案】马某，女，36 岁，2010 年 3 月 2 日初诊。

寐差半个月余，梦多易醒，夜间睡眠不足 4 小时，乏力，心悸，形体偏瘦，面色无华。舌淡，苔薄白，脉沉无力。询问其病史，自诉素来体弱，两年前曾患漏下，经中药治疗后好转，但近半年常经期延长，淋漓不断，每次 12 日方尽。

处方：白参 15g，黄芪 30g，当归 15g，炒酸枣仁 20g，柏子仁 20g，煅龙骨 30g，煅牡蛎 30g，茯神 20g，蜜远志 10g，五味子 15g，山茱萸 20g，炙甘草 15g。

7 剂。每日 1 剂，水煎，早晚分服。

二诊：2010 年 3 月 9 日。诸症好转，睡眠时间延长至 6 小时，效不更方。嘱保持作息规律，均衡营养膳食。继服上方 7 剂。

三诊：2010 年 3 月 16 日。月经过期 2 日未至。上方去煅龙骨、煅牡蛎，加益母草 15g，香附 20g。7 剂。

四诊：2010 年 3 月 23 日。16 日经行，6 日经止。睡眠已明显改善，夜间能睡 7 小时左右。上方去益母草。

〔梁雪，辜炳瑞，范睿，等.段富津教授治疗不寐病验案举隅［J］.中医药学报，2014，42（3）：109-111〕

# 段富津：逍遥散加减

【组成】柴胡 15g，酒白芍 15g，当归 15g，炒酸枣仁 20g，柏子

仁 20g，煅龙骨 30g，煅牡蛎 30g，炙甘草 15g，焦白术 15g，茯苓
20g。

【功效】疏肝解郁，宁心安神。

【主治】肝郁气滞之失眠。

【用法】水煎服，每日 1 剂。

【经验】肝以血为体，以气为用，体阴而用阳，肝藏血，血舍
魂，夜卧血归于肝，使魂有所藏，故能寐。肝主疏泄，喜条达，恶
抑郁；若情志郁结，肝失条达，疏泄不及，乃致肝郁；气机不舒，
血不归肝，魂无所藏，故见寐差。方中柴胡为君药，能疏肝解郁，
使肝气条达。酒白芍味酸苦、性微寒，能养血敛阴，柔肝缓急，与
柴胡相配，非但疏肝而不劫阴，且可敛阴养血以利调肝气。当归养
血活血，其气香能理气，共为臣药。君臣相配，补肝体而助肝用，
使血足则肝和。佐以炒酸枣仁、柏子仁养心安神；煅龙骨、煅牡蛎
重镇安神；焦白术健脾燥湿；茯苓利湿健脾并能安神定志；炙甘草
能补中，三药均能健脾益气，实土而抑木，并能使营血生化有源。
炙甘草并能调和诸药，故亦为使。

【验案】赵某，女，35 岁，2012 年 3 月 15 日初诊。

寐差 1 周，入睡困难，睡眠质量不佳，多梦易醒，心烦易怒，
两胁不舒，月经先后不定期，余可。舌淡，苔白，脉弦。平素性情
急躁，近 1 周因工作压力较大而致心情不畅。

处方：柴胡 15g，酒白芍 15g，当归 15g，炒酸枣仁 20g，柏子
仁 20g，煅龙骨 30g，煅牡蛎 30g，炙甘草 15g，焦白术 15g，茯苓
20g，

7 剂。日 1 剂，水煎，早晚分服。嘱其调节情志，劳逸结合，
保持心情舒畅。

二诊：2012年7月22日。睡眠虽好转，但仍心烦。上方加枳实15g，知母15g。7剂。

三诊：2011年7月22日。睡眠正常，心烦大减，继服上方。

〔梁雪，辜炳瑞，范睿，等.段富津教授治疗不寐病验案举隅〔J〕.中医药学报，2014，42（3）：109-111〕


# 段富津：半夏汤加减

【组成】半夏15g，陈皮15g，焦白术15g，茯苓25g，白参15g，砂仁15g，炒麦芽20g，柏子仁20g，炒酸枣仁20g，枳实15g，合欢皮20g，夜交藤20g，炙甘草15g。

【功效】降逆和胃。

【主治】胃气不和之失眠。

【用法】水煎服，每日1剂。

【经验】素体虚弱或久病之人，肾阴耗伤，不能上奉于心，水火不济，则心火亢盛，或五志过极，心火内炽，不能下交于肾。心火亢盛，热扰神明，神志不宁，因而夜不能寐。方中半夏能和胃气而通阴阳。陈皮调理气机以除胸脘之痞，又能和胃。四君子汤益气补虚，健脾助运以复脾虚之本。砂仁、枳实理气和胃。柏子仁、酸枣仁宁心安神。合欢皮、夜交藤以解郁安神，交通心肾之阴阳。甘草以缓其中。诸药合用，则清阳自升，浊阴自降。

【验案】董某，女，40岁，2000年8月13日初诊。

患者近1年来失眠多梦，有时彻夜不寐，食欲不振，胃脘不舒，消化欠佳，形体偏瘦，自觉疲乏无力，胸脘痞闷，晨起恶心，舌边有齿痕，舌淡苔薄白，弦沉无力。曾在某医院检查，未发现阳性体征，诊为"神经衰弱"，口服中西成药，均未见效，遂来诊治。

中医辨证：脾胃不和，心神失养。

处方：半夏15g，陈皮15g，焦白术15g，茯苓25g，白参15g，砂仁15g，炒麦芽20g，柏子仁20g，炒酸枣仁20g，枳实15g，合欢皮20g，夜交藤20g，炙甘草15g。

二诊：服药7剂后稍有睡意，效不更方，嘱少食荤辣冷滑，勿吸烟、饮茶。

三诊：睡眠显著好转，停服汤药，改为香砂养胃丸，以健脾养胃。月余，食欲大进，睡眠可持续6～8小时，几乎无梦，脾胃和而病愈。

〔胡晓阳，李冀.段富津教授治疗不寐验案四则［J］.中医药学报，2010，38（3）：55-57〕

# 徐经世：交通心肾经验方

【组成】北沙参20g，淮小麦50g，熟女贞15g，墨旱莲15g，炙龟甲15g，杭白芍30g，酸枣仁30g，煅龙骨、煅牡蛎各20g，石斛20g，桂枝5g，甘草5g。

【功效】调养肝肾，交通心肾。

【主治】更年期综合征所致失眠。

【用法】水煎服，每日1剂。

【经验】更年期综合征是女性卵巢功能逐渐衰退及消失的过渡时期，由于生理及心理改变而出现的一系列临床症状，表现为潮热、出汗，心烦易怒，眩晕，疲乏，睡眠障碍，月经紊乱等症候，是卵巢萎缩及自身激素水平下降所引起。徐老认为本病是因肾气衰竭，冲任亏虚，精血不足，天癸渐绝而致。肾精衰少，肾水不足，阴不制阳，阳失潜藏，虚热内生，则烘热汗出、五心烦热等；肾水不足，不能上济于心，心肾不交，心火独亢，热扰心神，以致失眠多梦，心悸怔忡，潮热盗汗等。基于以上认识，徐老认为，调养肝肾、交通心肾是治疗本病的基本大法。方中北沙参、石斛、熟女贞、墨旱莲、炙龟甲等以滋养肝肾之阴，以固下元；以煅龙牡潜其虚阳，以杭白芍、桂枝调其营卫；以淮小麦、酸枣仁、甘草解郁以安眠。

【验案】黄某，女，56 岁，2014 年 8 月 13 日初诊。

患者 30 年前因妇科疾患行子宫全切术，术后一般情况尚可，唯近年出现心悸失眠，经调治已转好，但刻下见五心烦热，面部乍红，而又现形寒，口干苦，血压稳定，饮食尚可，大便干燥，舌红，脉细弦。综合脉症，考之乃系下元不足，阴阳失衡，阳浮于上之征，治宜滋养下元、平衡阴阳为先策。

处方：北沙参 20g，淮小麦 50g，熟女贞 15g，墨旱莲 15g，炙龟甲 15g，杭白芍 30g，酸枣仁 30g，煅龙骨、煅牡蛎各 20g，石斛 20g，桂枝 5g，甘草 5g。

连续服用前方，诸症渐平，背心发热现象已无，唯睡眠时有不佳，拟守原方，药略更删，以善其后，处方：淮小麦 50g，北沙参 20g，石斛 15g，熟女贞 15g，杭白芍 30g，合欢皮 30g，酸枣仁 30g，煅龙骨、煅牡蛎各 25g，远志 10g，炒川黄连 3g，桂枝 5g，琥珀 10g。15 剂，水煎服，每日 1 剂。

〔郑小妙，郑勇飞，叶智.国医大师徐经世从心肾不交论治更年期综合征［J］.内蒙古中医药，2015（9）：22〕

# 徐经世：降逆和胃经验方

【组成】姜竹茹 10g，陈皮 15g，橘络 20g，清半夏 12g，绿梅花 20g，石斛 15g，酸枣仁 30g，合欢皮 20g，代赭石 15g，炒川黄连 3g，陈枳壳 15g，秫米 15g。

【功效】开郁降逆，和中安神。

【主治】肝气横逆、胃失和降之失眠。

【用法】水煎服，每日 1 剂。

【经验】情志不遂，恼怒气郁致肝气不舒，疏泄无权，木郁土壅，胃腑纳腐功能障碍，或因肝气过盛，疏泄太过，横逆犯胃，胃腑通降不能而发病。方中选半夏秫米汤、黄连温胆汤、旋覆代赭汤之意，以和胃腑、化痰湿、镇肝逆。佐以绿梅花、合欢皮开其郁，酸枣仁、龙齿、小麦以安其神。

【验案】周某，女，33 岁，2009 年 8 月 20 日初诊。

失眠多梦 2 年余，伴有反酸，嗳气频发，口干苦，少食即胀，大便日行 1～2 次，时有不成形，小便调，月经正常，舌淡红，苔白微腻，脉弦缓。此乃肝气横逆、胃失和降之象，拟予开郁降逆、和中安神为治。

处方：姜竹茹 10g，陈皮 15g，橘络 20g，清半夏 12g，绿梅花 20g，石斛 15g，酸枣仁 30g，合欢皮 20g，代赭石 15g，炒川黄连 3g，陈枳壳 15g，秫米 15g，嘱先服 10 剂。

二诊时，患者述失眠明显缓解，嗳气、吞酸、腹胀等症状皆有好转，原方去秫米、赭石加青龙齿 40g，淮小麦 30g，再进 10 剂。

嘱其畅情志、调饮食。

〔张莉，郑勇飞，凡巧云，等.徐经世论治不寐经验举隅［J］.辽宁中医杂志，2012，39（8）：1600-1602〕

# 徐经世：清热调肝经验方

【组成】淮小麦50g，杭白芍30g，杭麦冬15g，金石斛15g，生地黄18g，远志筒15g，青龙齿40g，酸枣仁30g，炒川黄连3g，淡竹茹10g，琥珀6g，合欢皮30g，甘草5g。

【功效】滋养肝阴，清热调肝，宁心安神。

【主治】郁热内蕴、上扰心神之失眠。

【用法】水煎服，每日1剂。

【经验】情志所伤，肝失条达，郁而化火，久则肝阴受损，二火相炽，扰乱心神，或劳欲过度，久病体虚，肝阴不足，虚火扰神。方中白芍、麦冬、石斛、生地黄滋养已亏之肝阴，川黄连、麦冬、竹茹以清泻亢盛之君相二火，加龙齿、琥珀重坠之品以宁心安神。

【验案】李某，女，39岁，2008年7月9日初诊。

患者主诉失眠多梦、伴胸闷不适1年余。患者为白领，平素工作压力大，近1年来反复出现失眠多梦、胸闷不适，喜叹息，易怒难于自控，口干苦，溲黄，大便且可，月事正常，纳食尚佳，舌质红，苔薄黄，脉细数。此乃肝阴不足，郁热内蕴，上扰心神。拟滋养肝阴、清热调肝、宁心安神法为治。

处方：淮小麦50g，杭白芍30g，杭麦冬15g，金石斛15g，生地黄18g，远志筒15g，青龙齿40g，酸枣仁30g，炒川黄连3g，淡竹茹 10g，琥珀 6g，合欢皮 30g，甘草 5g，10 剂。

药后患者失眠之症稍减，但不显著，胸闷不适等症状明显改善，上方去龙齿、远志，加珍珠母 40g，灯心草 3g，又进 10 剂，睡眠明显改善，诸症皆减，嘱调畅情志，停药观察。

〔张莉，郑勇飞，凡巧云，等.徐经世论治不寐经验举隅［J］.辽宁中医杂志，2012，39（8）：1600-1602〕

# 徐经世：清化痰热经验方

【组成】姜竹茹 10g，枳壳 15g，陈皮 10g，姜半夏 12g，绿梅花 20g，炒川黄连 3g，酸枣仁 30g，天麻 15g，杏仁 10g，桃仁 10g，琥珀 6g，青龙齿 40g。

【功效】调肝利胆，化浊畅中。

【主治】肝胆郁热、痰湿中阻之失眠。

【用法】水煎服，每日 1 剂。

【经验】情志不遂，疏泄失职，肝郁脾虚，脾为生痰之源，脾失健运则痰浊内生，郁久化热，痰热上扰心神，神不安则眠不稳。方中以黄连温胆汤清化痰热、降逆和胃以治其本，龙齿、琥珀、酸枣仁镇静安神以治其标，标本兼治。

【验案】赵某，女，54 岁，2008 年 5 月 3 日初诊。

失眠、多梦 7 个月余，伴头晕惊悸，胸闷不适，咽似觉有物堵塞感，口干苦，晨起刷牙易干呕，大便干结，有胆囊炎病史。舌质红，苔黄腻，脉滑数。考之乃系肝胆郁热、痰湿中阻之象，拟予调肝利胆、化浊畅中法为治，处方：仿黄连温胆汤。姜竹茹 10g，枳壳 15g，陈皮 10g，姜半夏 12g，绿梅花 20g，炒川黄连 3g，酸枣仁 30g，天麻 15g，杏仁 10g，桃仁 10g，琥珀 6g，青龙齿 40g。10 剂。

药后诸症见减，原方续服 10 剂，嘱其调情志，忌辛辣饮食。

〔张莉，郑勇飞，凡巧云，等.徐经世论治不寐经验举隅〔J〕.辽宁中医杂志，2012，39（8）：1600-1602〕

# 徐经世：活络养心经验方

【组成】淮小麦 50g，竹茹 10g，远志 10g，柴胡 10g，合欢皮 30g，酸枣仁 30g，杭白芍 30g，生龙齿 40g，紫丹参 15g，琥珀 9g，川芎 12g，郁金 12g。

【功效】条达木郁，活血安神。

【主治】木郁不达、血脉瘀阻之失眠。

【用法】水煎服，每日 1 剂。

【经验】肝藏血，主疏泄，心藏神，主血脉，肝疏泄功能正常，则血脉通，心神得养，则睡眠安。心境不遇，长期精神紧张或压抑而致肝失疏泄，初则气机郁结，久必气滞血瘀，血失畅行，则夜卧血不归肝，神不归心，出现不寐。方中柴胡、芍药、合欢皮、郁金以疏肝理气，丹参、琥珀、川芎以活血通络，小麦、酸枣仁以养心，龙齿、琥珀以镇心。

【验案】张某，女，44 岁，2006 年 5 月 9 日初诊。

反复失眠多梦 10 年余，急躁易怒，喜叹息，时有心慌胸闷，二便正常，月经量少，经来腹痛，色紫暗，夹有血块，舌质暗红，苔薄白，脉弦细。按其脉症为木郁不达，血脉瘀阻，治宜条达木郁，活血安神。

处方：淮小麦 50g，竹茹 10g，远志 10g，柴胡 10g，合欢皮 30g，酸枣仁 30g，杭白芍 30g，生龙齿 40g，紫丹参 15g，琥珀 9g，川芎 12g，郁金 12g。10 剂。

药后失眠多梦有所缓解，胸闷心慌亦减，患者信心倍增。

二诊加延胡索 15g，继服 10 剂。

三诊时，患者述睡眠明显好转，心情舒适，服药期间月经来潮，腹痛减轻，量有所增加，仍有血块，但较前减少，嘱原方继服，以善其后。

〔张莉，郑勇飞，凡巧云，等.徐经世论治不寐经验举隅［J］.辽宁中医杂志，2012，39（8）：1600-1602〕

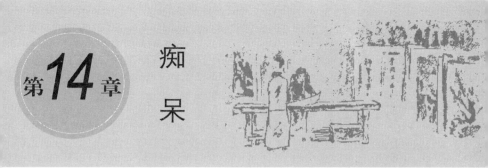

第14章 痴呆

痴呆，多由七情内伤、年老久病等，导致髓减脑消、神机失用而致，是以呆傻愚笨为主要临床表现的一种神志疾病。其轻者可见寡言少语、反应迟钝、善忘等症；重则表现为神情淡漠，终日不语，哭笑无常，分辨不清昼夜，外出不知归途，不欲食，不知饥，二便失禁等，生活不能自理。本病多由于七情内伤，久病不复，年迈体虚等致气血不足，肾精亏虚，痰瘀阻痹，渐使脑髓空虚，脑髓失养。其基本病机为髓减脑消，神机失用。其治虚者补之，实者泻之，因而补虚益损、解郁散结是其治疗大法。同时在用药上应重视血肉有情之品的应用，以填精补髓。此外，移情易性，智力和功能训练与锻炼有助于康复与延缓病情。凡现代医学痴呆综合征，包括Alzheimer痴呆、血管性痴呆、正压性脑积水、脑肿瘤、麻痹性痴呆、中毒性脑病等（但不包括老年抑郁症、老年精神病）出现类似本病的表现者，均可参照本章辨证论治。

本章收录了刘祖贻、李士懋等国医大师治疗本病的验方4首。刘祖贻从肝、肾、血瘀辨证治疗；李士懋认为活血化痰是治疗血管性痴呆的基本大法。

# 刘祖贻：活血通络方

【**组成**】生黄芪 30g，丹参 15g，生蒲黄 15g，川芎 10g，益母草 10g，全蝎 5g，钩藤 10g，山楂 10g。

【**功效**】补气活血，化瘀通络。

【**主治**】脑萎缩瘀阻脑络证。症见头部刺痛，痛处固定，失眠健忘，肢体麻木，步态不稳，舌质暗、苔薄，脉弦细。

【**用法**】水煎服，每日 1 剂。

【**经验**】方中黄芪补气；丹参、生蒲黄、川芎、益母草、山楂活血化瘀；全蝎、钩藤息风通络。

【**验案**】王某，男，72 岁。

行走不稳 1 年，CT 扫描诊断为轻度脑萎缩，既往有脑动脉硬化、冠心病、前列腺肥大病史。1990 年 4 月 13 日初诊，行走时自觉高低不平，无疼痛麻木，伴头晕，下午尤甚，失眠多梦，偶有心前区刺痛，纳可，舌质暗、苔薄，脉弦细。

中医辨证：瘀阻脑络。

治法：活血通络法。

处方：生黄芪 30g，丹参 15g，生蒲黄 15g，益母草 10g，钩藤 12g，酸枣仁 12g，生龙骨 15g，生牡蛎 15g，石菖蒲 15g，山楂 10g。

20 剂后症状减轻，于原方中加党参 10g、枸杞子 12g、淫羊藿 15g。

1 个月后行走基本平稳，仍加肉苁蓉、巴戟天、仙茅、鹿角霜等温肾药物，以巩固疗效。

〔刘祖贻，周慎. 从肝、肾、血瘀辨证治疗脑萎缩［J］. 江西中医药，1993，24（2）：12，24〕

# 刘祖贻：温肾通络方

【组成】生黄芪 30g，淫羊藿 15g，巴戟天 10g，鹿角霜 15g，丹参 15g，生蒲黄 15g，川芎 10g，山楂 10g。

【功效】补气温阳，化瘀通络。

【主治】脑萎缩之阳虚血瘀证。症见头部空痛，时伴眩晕，嗜睡或失眠，健忘，腰酸足软，步履不稳，夜尿多，舌淡暗、苔薄，脉缓而弦。

【用法】水煎服，每日 1 剂。

【经验】方中黄芪、淫羊藿、巴戟天、鹿角霜补气温阳；丹参、生蒲黄、川芎、山楂活血化瘀。

【验案】陆某，男，62 岁。

车祸后眩晕、头痛 9 个月，于 1989 年 6 月 16 日初诊。当时眩晕、头痛，记忆力下降，嗜睡，腰酸足软，夜尿 2 次，舌淡、苔薄，脉弦。CT 扫描为外伤性脑萎缩。

中医辨证：阳虚血瘀。

治法：温肾通络。

处方：熟地黄 10g，枸杞子 10g，菟丝子 10g，淫羊藿 15g，巴戟天 10g，鹿角霜 15g，川芎 15g，山楂 15g，内金 10g。复方黄参片（现已改为"黄参颗粒剂"，由沈阳东昂制药有限公司生产）30 片，每次 10 片，每天 3 次。

14 剂后症状减轻，守方 2 个月后头痛缓解，但眩晕偶然发作，时伴恶心纳呆，原方去熟地黄、山楂，加白术 10g、茯苓 10g、泽泻 10g、法半夏 7g、陈皮 7g。

7 剂后眩晕恶心若失，近来一直病情稳定。

〔刘祖贻，周慎 . 从肝、肾、血瘀辨证治疗脑萎缩〔J〕. 江西中医药，1993，24（2）：12，24〕

# 刘祖贻：滋肾通络方

【组成】生地黄 12g，枸杞子 10g，女贞子 15g，丹参 15g，蒲黄 15g，当归 10g，山楂 10g。

【功效】滋阴补肾，化瘀通络。

【主治】脑萎缩之阴虚血瘀证。症见头部昏晕而痛，失眠健忘，走路不稳，口干目涩，大便干，舌红、苔少，脉细而弦。

【用法】水煎服，每日 1 剂。

【经验】方中生地黄、枸杞子、女贞子滋补肝肾；丹参、蒲黄、当归、山楂活血化瘀。

【验案】刘某，男，60 岁，2005 年 3 月 18 日初诊。

患者因右半身不遂 1 年余就诊。患者诉 1 年前突发右半身不遂，语言謇涩，经湘雅医院 CT 扫描，诊断为脑梗死。现症见右手指活动不灵活，语言欠流利，记忆力减退，计算力减退，心烦，入睡困难，舌暗红，苔厚腻，脉沉细。

中医辨证：气阴两虚，痰瘀阻络。

治法：滋阴益气，活血化痰通络。

处方：滋肾通络方加减。黄芪 30g，枸杞子 50g，制首乌 30g，巴戟天 10g，合欢皮 15g，炒酸枣仁 30g，葛根 30g，丹参 30g，川芎 15g，水蛭 7g，赤灵芝 15g，龙齿 30g，山楂 30g，全蝎 6g，白芍 30g，钩藤 15g。

水煎服，每日 1 剂，连服 7 剂。嘱畅情志，慎饮食，适寒温。

复诊时右手活动较前灵活，言语较清楚，记忆力、计算力好转，心烦减轻，舌淡白，苔白腻，脉细。处方：黄芪 60g，枸杞子 50g，制首乌 30g，巴戟天 10g，酸枣仁 60g，合欢皮 15g，葛根 30g，丹参 30g，赤芍 15g，川芎 15g，水蛭 10g，全蝎 6g，钩藤 15g，桑寄生 30g，石决明 30g，山楂 30g。水煎服，每日 1 剂，连服 7 剂。

随访 1 个月，诸症好转。

〔刘祖贻，周慎. 从肝、肾、血瘀辨证治疗脑萎缩［J］. 江西中医药，1993，24（2）：12，24〕

# 李士懋：经验方

【组成】陈皮、半夏、胆南星、枳实、石菖蒲、郁金各 100g，白矾 30g，天竺黄、茯苓各 100g，川芎 90g，赤芍 100g，桃仁、红花各 30g，当归、土鳖虫、水蛭各 100g，蜈蚣 60 条，全蝎 90g，怀牛膝、天麻各 100g，乳香 80g，地龙 100g，银杏叶 90g，丹参 120g，珍珠粉 50g，炙鳖甲 120g，甲珠 100g，生牡蛎 120g，夏枯草、海藻各 100g。共为细面，早晚各 1 匙。

【功效】活血涤痰开窍。

【主治】血管性痴呆。

【用法】水煎服，每日 1 剂。

【经验】李老认为活血化痰是治疗血管性痴呆的基本大法。痰瘀既是病理产物，又是导致痴呆发生的致病因素，为病之标。痰瘀证贯穿本病始终，痰瘀不除，本病难愈。通过化痰祛瘀促进益智，从而使痰化瘀消则窍开络畅，脑海得养，神安智生矣。李老在临床实践中，恒以活血、化浊为基本大法，在三甲散的基础上，更增胆南星、石菖蒲、天竺黄以涤痰；增水蛭、三七、乳香、以行气破瘀，以化痰、祛瘀为基本治则，佐以海藻、珍珠以软坚散结

【验案】李某，男，54 岁，司机，1999 年 9 月 14 日初诊。

脑腔隙性梗死 2 次，恢复尚可，1 年来智力下降，健忘，不识路径，不辨红绿灯，不能继续开车。继之言语减少，答非所问。常呆坐，看电视后不知看的是什么，至不再看电视。脉弦滑有力，舌红暗。此痰瘀互结，蔽阻心窍。予活血涤痰开窍。

处方：陈皮、半夏、胆南星、枳实、石菖蒲、郁金各 100g，白矾 30g，天竺黄、茯苓各 100g，川芎 90g，赤芍 100g，桃仁、红花各 30g，当归、土鳖虫、水蛭各 100g，蜈蚣 60 条，全蝎 90g，怀牛膝、天麻各 100g，乳香 80g，地龙 100g，银杏叶 90g，丹参 120g，珍珠粉 50g，炙鳖甲 120g，甲珠 100g，生牡蛎 120g，夏枯草、海藻各 100g。1 料共为细面，早晚各 1 匙。

2000 年 1 月 17 日再诊。上药共服 4 个月，精神状况明显好转，能简单计数，看电视后故事情节可大致复述，亦可帮助料理家务。脉转缓滑，尺脉较差。当增扶正之品。处方：菟丝子 120g，巴戟天 100g，仙灵脾 90g，肉苁蓉、何首乌各 100g，鹿茸 30g，红参 60g，生黄芪 100g，茯苓 120g，半夏 100g，胆南星 90g，天竺黄 100g，枳实、石菖蒲、郁金各 80g，川芎 70g，当归尾 90g，赤芍、桃仁、红

花各 100g，土鳖虫 70g，水蛭 60g，蜈蚣 40 条，全蝎 80g，天麻 100g，怀牛膝 120g，地龙 100g，珍珠粉 30g，银杏叶 90g，丹参、炙鳖甲各 120g，白矾 20g，海藻、甲珠各 100g，1 料共为细面，服如上法。

2001 年 3 月 2 日诊：上药共服两料。现精神、智力与常人无明显差异，其语言及思维近似常人，嘱其继服 1 料，以巩固疗效。现已上老年大学，能正常听课及与人交流。

〔张腾，王四平，张拴成，等. 李士懋教授论血管性痴呆治疗〔J〕.河北中医药学报，2011，26（1）：41-43〕